文春文庫

中国秘伝
よく効く「食べ合わせ」の極意

楊　秀峰

JN283739

文藝春秋

まえがき――キッチンを家庭の薬局に

「食」は「人」を「良」くすると書くでしょう――薬膳の講座などで、私はよくこんな言葉から食養生の大切さを説き始めます（念のために述べれば、「食」の字の成り立ちは、食器に食物を盛ってふたをしたさまをかたどったものと考えられています）。「食は心身を変える」。それが私の確信するところです。

これは、物心つくかつかないかのうちから中国の伝統医学・養生法の世界に浸り、職業としても医療の道を選んだ私一人の経験に基づく信念ではありません。

私を赤ん坊の頃から育ててくれた祖母は、私の最初の師匠でもありますが、治療家・養生家としてよく知られ、若くして清朝の宮廷にも治療や養生法の指導に赴いていました。私は中医学の各分野に通じた祖母の治療の妙技を生活を共にしながら目にしていたのですが、多彩な療法をしっかりと支えるものとして、また、病者自ら心身の状態を改善させるための根本的な方法として、祖母は常々食養生の必要を口にしていました。

さらに、中国には「医食同源」「薬食同源」の長い歴史があります。ご承知のように、医薬は初めから化学合成されていたわけではありません。日常の食物として植物、動物、鉱物を無数に摂取するうちに、人々は心身に益をもたらすそれらのさまざまな作用に気づき、記憶に留め、体系づけ、今日にまで伝えられる貴重な医書を編むに至ったのです。歴代の王朝の中には「食医」という官を置いたという記録も見られます。

祖母ももちろんこれら先人たちの業績の上に乗って、優れた治療の技を施し、効果的な養生法を指導していたわけです。ですから、大げさで少々面映ゆいところもありますが、冒頭に述べた私の信念は、中国の長い医療、養生の伝統を背負ったものとも言えます。

私が来日してから早四半世紀に及ぼうかとしています。

当初の活動は、早くから中医学を取り入れたがん治療で知られる帯津三敬病院・帯津良一院長（現名誉院長）のお引き立てで、祖母から伝えられた家伝の「宮廷21式呼吸健康法」という気功法を、同病院その他で教えることが中心でした。

やがて、気功だけではなく、祖母が重視していた中国伝統の食養生の貴重な智恵を積極的にご紹介することも、病気の改善に結びつくだけでなく、病気とは言えないまでも日々何らかの不調を抱える方が充実した生活を送るために役立つのではないかと強く思うようになりました。

当時は、薬膳という言葉こそ知られていたものの、材料が手に入りにくい、値段が高い、小難しいというイメージが強かったのではないかと思います。祖母の食事療法は、ほとんどが日常手に入りやすい食材を用い、組み合わせの妙によって大きな効果を発揮するというものでした。そこで、私は開設した自らの教室やカルチャーセンターの講座で祖母に伝えられた食の智恵を説き、本を書いたり雑誌の取材に応じたりして、持てるだけの知識を日本の皆さんにもお教えしようという活動を始めたのです。

私同様、中国で伝統医学の専門教育を受け、日本で長年啓蒙を行なっている方も何人かいらっしゃいます。そんな私たちの活動が少しは寄与したのか、さらに、日本での医療費の膨張や予防医学――中医学の核はここにありますが――への興味が追い風となったのか、現在では、テレビ、新聞、雑誌、インターネット等あらゆるメディアで中国の食養生に関する知識を得ることができ、各地で薬膳の講座が開かれ、関心はますます高まっているように感じます。

いま皆さんが手に取られているこの小著は、日本での変わらぬ予防医学への関心、漢方薬を中心とする伝統医学への興味、食の質の向上への意欲、つねにある健康志向等々を受けて、祖母が遺した膨大な食養生の智恵の一端をご紹介しようと意図したものです。本書の想を練っていた昨春、日本は大きな自然災害に見舞われました。それとあいまって不景気の影響もあるのでしょう、私の周りには心身ともに疲弊し、半病人のような方が増えています。そのため、この本の目指すところは、いま積極的な治療を行なっているわけではないけれども日々何となく不調が続くという方々が「転ばぬ先の杖」としていただけるようなものとしたつもりです。

前述のように、祖母は身近な食材を用いることによって大きな効果を挙げていましたが、とくに毒素を分解する食材とそれを排出する食材の組み合わせ、相乗効果を示すような組み合わせをいつも強調していました。本書の内容も、この症状にはこの食材という一対一対応の単純なものではなく、祖母の教えにのっとって「食べ合わせ」を前面に出しています。

各項目には1つあるいは2つのレシピを入れてありますが、「わたしはあまり料理はしないの」という〝外食派〟の方は、食材の組み合わせとその目的を頭の片隅に入れて（願わくは、ハンディな本ですから食事に行かれる時にバッグに入れて）レストランや居酒屋で注文していただければいいと思います。自宅で作るという〝内食派〟の方は、レシピ以外にも挙げた食材のバリエーションを参考に創造的にレパートリーを広げていって、キッチンを家庭の薬局として健康維持に役立てていただければ幸いです。その際には、巻末に付けた食材の良い組み合わせ、悪い組み合わせの一覧もぜひ参考にして下さい。なお、レシピの分量は「おひとりさま」世帯の増加を考え、1人分あるいは1人分プラスアルファとしました。

食養生は、中医学で用いる生薬同様、同じような症状を示していても、各人の体質や根本的な原因が異なれば内容も変えるものですし、食材の産地——例えば、実践編でたびたび取り上げたくこの実は寧夏回族自治区が名産地として知られていますし、菊花は景勝地として名高い杭州の白菊が有名です——や調理法等まで考慮すべき大きな体系です。しかし、このささやかな一書ではそれらすべてをカバーして説明することはできず、必要最小限触れるにとどめざるを得ませんでした。また、中医学の人体観もいわゆる西洋医学とはかなり異なりますが、これも第2章で概略を述べたにすぎません。本書を一読され、食養生に関心を持たれた方は、薬膳ひいては中医学についてさらに詳細に解説した本を読まれたりどちらかで講座などを受講されることをお勧めします。伝統医学、養生法の深い森にさらに分け入ってみれば、きっと大きな発見があることを請け合います。一度きりの人生を「よく生きる」「強く生きる」ためにも役に立つことでしょう。

また、中国には「抛磚引玉《ほうせんいんぎょく》」という成語があります。れんがを投げて玉を引き寄せる、という意味ですが、私のささやかなこの本の上梓がきっかけとなって、中国の食養生の智恵をさらにわかりやすく親しみやすく示すような書が次々に現われることを、私は第2の故郷と考える日本の皆さんのためにも望んでいます。

最後に、本書の企画を快く受け入れて下さった文春文庫編集部の三阪直弘さん、長年私を支え本書をまとめるにあたっても力を貸して下さった大森隆さんに感謝の意を表します。

2012年5月

楊 秀峰

中国秘伝　よく効く「食べ合わせ」の極意

目次

この作品は
文春文庫のために
書き下ろされたものです

本文デザイン―中川真吾
本文イラスト―タケウマ

中国秘伝　よく効く「食べ合わせ」の極意

第1章

趙趙おばあちゃんの教え

祖母は清朝宮廷で養生法を指導

中国最後の王朝・清《しん》は、1911年の辛亥革命の結果、中華民国が成立したことにより、翌年、「ラストエンペラー」宣統帝溥儀《せんとうていふぎ》が退位して300年に及ぼうかという長い歴史の幕を下ろしました。

私の最初の師となった母方の祖母は、帝国の瓦解が間近に迫っていた19世紀末、11代皇帝・光緒帝《こうしょてい》が当時の権力者であった西太后《せいたいごう》の後押しを受け、幼くして帝位に就いた数年後に生まれました。

その家柄は満州八旗の正黄旗に属し、いわば清朝貴族の最上層にあったわけです。八旗というのは、清朝が軍事・行政・社会制度として定めたもので、旗の黄・白・紅・藍の色の別と縁取りの有無によって家格を表わします。

私が幼い頃、祖母は私の手を引いてかつての紫禁城《しきんじょう》、いまの故宮《こきゅう》博物院周辺を散歩しながら、昔の邸があったあたりを示し、「おまえも悪い時代に生まれてしまった」などとつぶやいていたものです。時代が違っていたら私も乳母日傘《おんばひがさ》のお姫様なのよとでも言いたかったのでしょう。

17～18歳で結婚した祖母の嫁入り道具は馬車を何台も連ねて運んだそうです。連れ合いとなったのはやはり貴族の御曹司で、薬種商《やくしゅ》を営んでいたと聞いたこともありますが、麻雀などの遊興にうつつを抜かしながら気ままに生きていたようです。この祖父は私が赤ん坊の頃に亡くなりました。

趙家から趙家に嫁いだために、祖母は「趙趙氏」と呼ばれていましたが、幼かった私は「姥姥《ラオラオ》（おばあちゃん）！」と呼ぶだけでした。目上の人間に話しかけるのにフルネームを呼ぶのは大変失礼なこととされていましたので、名前を確かめようという気さえ起こりませんでした。

祖母はずいぶん若い頃から宮廷に出入りし、家伝の養生法《ようじょう》を女官たちに指導したり治療を施したりしていたようです。当時は、西太后が自らの手で皇帝に擁立した光緒帝を幽閉し、権勢をふるっていた頃です。西太后は、財を惜しまず若さと美を追求していたそうですから、ひょっとしたら祖母も時の権力者から養生の秘訣を問われたことがあったかもしれません。

祖母に命を救われた私

私は生後2か月も経たないうちに祖母のもとに預けられました。理由はふたつあります。ひとつは、両親が多忙を極めていたこと。父は後に北京大学で物理学教授を務める研究者で、母は医師でした。さらに大きな理由は、私の身体上の問題です。その後は大きな病気をすることなく育ち、今でこそ人さまに養生法の指導などをしていますが、生まれて間もない頃は脊髄の異常でまともに座ることもできず、立つことは一生できないのではないか、さらには成人するまで生きることもないのではないかとまで思われていたのです。

祖母は、中医学の各分野、食養生をはじめとする各種の養生法と民間療法、武術に至るまで深く通じ、その名が広く知られるほどでしたし、母には私の他にも子がおりましたから、両親は祖母の養育に望みをかけたのでしょう。

祖母の愛育によってよちよち歩きができるようになった私は、祖母に治療を頼みにくる患者さんがうつぶせになっている上を手を引かれて歩くようなこともありました。これは、幼児の体重を生かした按摩であり、私への伝統医学教育の第一歩でもあったのです。

私は小学校を卒業するまで正月を除いて両親の家に帰った記憶はありませんし、中学校に進んでからもしょっちゅう祖母の家に通い、もっぱら祖母の教えを受けて育ちました。長じて医療の道に進むようになったことも、祖母の存在なくしてはあり得ませんでした。こうして、私は祖母に命を救われ、人生において進む道を示されたのです。

治療所としてにぎわっていた邸

私が預けられていた頃、祖母はもう老年期に入っていましたが、気功や武術の指導の際などきわめて身は軽く、動くさまは鶴の舞いのようで、とくに剣を持った時の動作は仙女が剣をふるえばかくやと思えるほどのものでした。髪に花を挿して帯をしっかと締めた姿の力強さも私の頭に焼き付いています。また、散歩の途中に立ち止まってあたりを見回す様子には威厳さえ漂い、西太后もこんな感じだったのだろうかと思ったことがあります。

祖母の家は、北京大学などがあって北京市内の文教地区である海淀区《かいでん》にあり、「趙家大院」と呼ばれていました。私が生まれた頃は当然のことながらすでに宮廷などありませんから、ここが修錬の場、治療所、社交場でした。

広い邸で、家屋の入り口に至る前庭にはぶどうなどが栽培され、奥の庭は各種の薬草――日本では所持も使用も罰せられる大麻もありました――が育つ薬草園となり、さまざまな樹木も枝を伸ばしていました。中庭には武芸十八般で用いる武器がずらりと並び、とくにここで気功や武術を教える時には門も窓も閉め切り、満族の子弟に限って教授していました。「伝男不伝女」、つまり女性の弟子は他家に嫁に行くことになるから真伝は伝えないとし、祖母は孫である私に一子相伝の教えを絶対に外に漏らしてはいけないと厳命しました。ちなみに、私は家伝の技法の中心であった気功「宮廷21式呼吸健康法」を習得しやすいように少し型を変え、日本で広く公開しています。

祖母の親族はもちろん、弟子や押しかけの自称弟子、治療を頼みに来た病人やけが人、茶飲み話をしに訪れた近在の人々などがいつも邸に出入りし、幼い私には誰が親せきなのか、誰が弟子なのか、まったくわかりませんでした。

邸は名人高手の交流の場ともなっていました。そういう大事な客人がやってきた時には、食事も豚や鶏をつぶしたぜいたくなものとなり、雰囲気も何となく異なるため、私にも察せられるのです。その後、文化大革命が起きたことで失われた伝統文化は多いと思いますが、幾多の名手が苦練を経て身につけた貴重な養生法や武術の技法もそのうちに入るでしょう。当時の私は幼さゆえにその貴重さに気付かなかったとはいえ、名人たちの養生法談義にもっと耳を傾け、示される実技を目に焼き付けておけばよかったと今でも悔やんでいます。

その名手たちの中に、祖母とはとくに気が合うように見えたひとりの道士がいました。いつもどこから来てどこへ行くのか誰も知らない様子で、まさに神出鬼没でした。幼い私は風のようなおじいさんだなと思い、「おじいちゃんはどこから来たの？」と尋ねると、道士は「雲の中から来たよ」と愉快そうに答えるばかりです。

道士の教授は大人に対しては厳格でしたが、子どもの私には自分の孫に対するように親切なものでした。私が小学校に上がって何年か経つまでの師弟関係でしたが、この名も知らぬ道士が私の第二の師匠です。

道士から伝えられた気功修練の秘訣や点穴法《てんけつ》（ツボを利用した治療技術、あるいは制敵技術）は私がとても興味を持ったもので、今に至るも忘れたことはありません。

祖母と孫の修行の日々

祖母と私がどんな日々を送っていたか、思い出すままに書いてみましょう。

早朝、目を覚ますと、祖母はまず床の上で次から次へといろいろな健身法を始めます。顔のマッサージから、頭のマッサージ、おなかのマッサージ、全身を叩いて気血の巡りを良くしたり、脚をすっと頭の上まで上げたりと千変万化。まあ忙しいことと、私は目を丸くして見ていたものです。

独特の呼吸法も必ず行ないました。時々、息が止まって死んでしまったのかと心配になるほどでしたが、祖母は、「起きる時には目を開けるより口を開けるのが先。人は生まれる時にまずオギャーと声を上げて呼吸をするでしょう」と説明したものです。

次のメニューは私を連れての散歩です。当時の北京は今よりも緑が多く、市の中心から離れていた祖母の家の周辺を歩くのは気持ちのいいものでした。祖母は私をおぶって、歌うようによくこんなことを言いました。「人在花中走、能活九十九（人は花の中を歩くと九十九歳まで生きられる）」。そして、邸の内にも外にもあった楡《にれ》・槐《えんじゅ》・桑・白樺・柳などのさまざまな樹木を指し示しては、あれは高血圧に効く、これは皮膚病に効くなど解説し、時には、私が木の種類と効能を覚えているかどうかテストします。柳はとても生命力が強く、かぜや肺病の際に用いられ、かつては花柳病の治療にも利用されていましたが、私はその枝で輪を作って菜の花などを引っかけて花輪を作るのが好きでした。もちろん、それらの草花も講義とテストの材料となり、たとえば菜の花は現在でいう花粉症に効果があります。テストと言えば、漢方薬の効能や保管する際の配列、人体の気の通路である経絡やツボの位置なども、リズムのあるお経のような文章で徹底的に覚えさせられました。

　朝食は、お粥、貼餅子（とうもろこしの粉を焼いたパンケーキのようなもの）、私が苦手だった高粱《コーリャン》、塩漬けのたまご等々。後述しますが、祖母は食養生を非常に重視していました。本人が常食していたもので印象に残っているのは、生の栗を干して飴のようになめたり、酒にちょっとつけた棗《なつめ》をかめに並べ、「酔棗」と呼ぶ保存食としたりしていたことです。栗は消化に関わる臓腑の機能を高め、筋肉を強め、棗は造血・補血などの作用がある食品としてよく知られています。腹八分目を心がけ、雑穀類を多く摂り、固いものをよく嚙むなど、日本でも養生法として昔から言われてきたようなことも守っていました。

祖母が弟子たちに気功や武術を教える時間になると、私は犬や猫と並んで座り、拳脚をふるう大人たちをきょろきょろ見ながらしばらくは見学です。祖母の指導は厳しく、近寄りがたい恐ろしい表情を崩さず、要求どおりにできない弟子にはしばしば柳の枝のむちが飛びました。やがて、木登りが大好きで漢方薬の収納棚や武器の置き台さえジャングルジムがわりに使っていた私にいたずら心が湧いてきます。そして、一定の姿勢で滝のような汗を流しながら立っている男性の腕にぶら下がったり、股の下をくぐったり、瞑想中のおじさんのひげや鼻毛を引っ張るようないたずらをしては、祖母にじろりとにらまれて中庭の隅に引っ込み、また、いたずらを始めるようなことを繰り返していました。そんなおてんば娘の私も、そのうちになかば遊びのつもりで練習に参加し、川に石を投げ込んでそれを足がかりにして川を跳んで渡ったり、壁を駆け上がったり、砕いたガラスの上を渡ったりするような荒行も行なうようになっていったのです。

弟子たちの技量から推し量ると、祖母の若い頃の訓練は大変なものだったと思います。祖母からはよく「練功如逆水行船、不進則退（訓練は水の流れに逆らって船を操る如し、進まなければすぐに退いてしまう）」と諭されましたが、私は今も祖母の域に達したとはとても言えません。

臨機応変、当意即妙の治療の妙技

邸には、祖母の治療の腕を頼ってくる人々も数多くやって来ました。さまざまな病気やけがに対し、鍼灸《しんきゅう》や推拿《すいな》（按摩）の技術はもちろん、動植物を内用・外用に使い分け、時にはカウンセリングのようなことを行なうなど、祖母は即妙の技法を千手観音のように繰り出します。

脳卒中で半身不随となり、ゆがんでしまった顔が、頭皮針を用いた治療によって発声の能力とともに正常に近づいていった様子も目にしたことがあります。その他、抜罐《ばっかん》（吸い玉）療法を施したり蛭《ひる》に血を吸い出させたりして気血の循環を改善したり、竹べらや硬貨を使って背中を強くこする刮痧《かっしゃ》法で衰弱した体に活力を与えたり、変わったところでは、硬さと形がちょうどいいと、脱肛の患者さんの肛門に漬物を当てて一気に入れ、背中を叩いてたちどころに治したり……。

患者は大人ばかりではありません。かつてはよく見られた栄養不良の子どもは数回の治療で顔色がみるみる良くなるのがわかりましたし、何時間でも泣いているような夜泣きも祖母が手を握ってマッサージを施すとぴたりと止むのも不思議でした。

子どもでも大人でも脱臼などは一瞬で治していました。ぎっくり腰で戸板にのせて連れて来られた患者は、帰りには戸板を自分で抱えて帰ります。

当時、冬の暖房には煉炭を使う家が多く、一酸化炭素中毒がよく起こります。完全に呼吸が止まっている人があたふたと運び込まれたこともありました。どういう術を施したのか、死者?が息をふきかえした例も1回や2回ではありませんでした。

緊急の処置が必要なけが人や急病人は別にして、とくに慢性病の患者さんについては、あなたはどこの病気だから何時ごろ来なさい、というように指示していたものです。中国の養生法にはもともと「天人相応」の思想があります。人はあくまで自然の一部で、その心身の変化も天の運行の規律に従っているというもので、何時から何時までの間はどの経絡の流れが盛んになるという理論があります。祖母は今でいう時間治療学も実践していたわけです。

二十四節気も大事にし、季節によって気功などの練習の時間を変えていましたし、食べ物についても旬のものを摂るようにしていました。

また、時間の流ればかりでなく、気がよどみなく流れるように場を整えることにも気を配りました。すなわち風水です。

邸内の部屋や家具の配置は気の流れを重視したもので、たとえば、中国語で「仙人掌」と言い、がんの治療に使っていたサボテンは、子どもの私が隠れられるほど大きく、よくとげを腕に刺したものですが、邪気を避ける意味もあると置く位置が決まっていました。

また、祖母が患者さんに応対する時は、道家《どうか》養生法の理論的な基盤となる八卦《はっか》を表現した八仙卓に座ったのですが、相手の病気によって座る位置を変えていました。方位と人体との関係を考えたのでしょう。

このようなさまざまな妙技を、私は、しゃっくりが止まらない患者さんの鼻を羽毛でくすぐってくしゃみを出させてしゃっくりを止めたり、体を叩いたりというような手伝いをしながら、何年も目にし続けたのです。

食は養生の基盤

祖母は、体の不調から相談に訪れる人びとに、食養生の大切さをつねに説いていました。そして、充実した人生を送るのに必要なエネルギーを得ることだけでなく、毎日の生活で蓄積されていく毒素を分解して、それを確実に排出することも非常に重んじていました。

食事療法の例を思い出すままに挙げてみたいと思います。

「一石二鳥」ということわざはどなたもご存じと思いますが、祖母はしょっちゅう「一石多鳥」と口にし、ひとつの食材を余すところなく使いました。

例えば、蓮について、地下茎つまり蓮根は呼吸器疾患に用いるだけでなく、美肌効果があり、細い節の部分（薬名では藕節《ぐうせつ》）を焼いたものは内出血を抑えます。その葉は中性脂肪を分解し、血圧を下げる他に利尿作用もあり、その花にはやはり美肌効果が、実は胃を丈夫にする他、安神すなわち精神を安定させる作用があります。西瓜《すいか》の赤く甘い部分には利尿・退熱効果が、皮の白い部分には解毒・利尿効果があり、種は顔などのむくみを抑えます。みかんの実は呼吸器の異常を改善し、皮は咳止めに、細いすじはやはり咳止めや不妊症に、葉は皮膚炎に用います。

他の例もご紹介します。

西瓜ににんにくを挿して蒸したもので下痢を止め、西瓜の皮で腹水を減らす。

とうもろこしは、ひげや芯まで使い、黄疸《おうだん》を治す。

たんぽぽを肺病やのどの痛み、乳がんやリンパ腫に用いる。さらに、とうもろこしのひげとたんぽぽを煮て、現代であれば人工透析が必要なほど腎臓の機能が低下した症例に用いる。

すべりひゆで胃炎や下痢などの消化器の異常を治す。

棗を焼いてせき止めや産後の造血・補血に用いる。

多くの種が露出することから中国では子だくさんを祈って新婚夫婦に贈られるざくろで口臭を抑える。白髪も予防。

口内炎にはさんざしを使う。焼くとしもやけに非常に効果がある。

これらの多くはいずれも高価な薬ではなく、道端で目にする植物です。私は、日本で皆さんがおそらく街中に生えているのも気付かないよもぎやすべりひゆ、たんぽぽ、どくだみ、桑などを採取し、教室でその効能を紹介しています。

食材を用いた治療は内用に限りません。

例えば、乳がんの女性のざくろが割れたような患部に、玉ねぎを刻んでおわんに入れてかぶせたり、鶏卵の卵殻の内側の薄膜――鳳凰衣という美称があります――を貼り付けたりして、皮膚の再生を早めているのを見たことがあります。

乳がんの状態によっては、小麦粉とたんぽぽで薬餅を作って貼ることもありましたし、この薬餅は虫がわいた子どものへそに貼って寄生虫の駆除に使うこともありました。たんぽぽの花・茎・葉・根まで併せてたたきつぶして布などにくるんで当てれば皮膚などの炎症を抑えることができます。

私が幼い頃は、料理はかまどで作ります。かまどは炕《カン》（オンドル）とつながり、かまどの廃熱と煙も治療に用いることができるようになっていました。こちらは燻蒸《くんじよう》療法です。焚口にくべるまきにどのような木の枝を使うかで対象とする疾患・症状は異なり、リウマチや関節炎には松、腰痛には杜仲《とちゆう》や芙蓉《ふよう》、不妊には梅や桜、桃などが用いられていました。

こうした燻蒸法は、泥とわらでこねて作り――私はこの「泥遊び」がお気に入りでした――小さな穴をあけて煙が通るようにした枕や鉄や籐《とう》で作った衣桁《いこう》にも利用され、頭痛や中耳炎、顔面神経痛、皮膚病などに使われました。

祖母が食材や植物を用いて行なった治療例は書き切れないほどで、現在の食養生の専門家でも同等の知識を持っている人はきわめて少ないかもしれません。

食事療法によって病気が改善されていく様子を自らの目で何年も見ていた体験があるからこそ、私も食養生の大切さを説き続けているのです。

心身を癒す祖母の心の教え

祖母の教えは治療の実際にとどまるものではありませんでした。

この本の3章以降の実践編では、心の安定につながるとされる食材をご紹介し、しばしば乱れる心が体調の悪化につながることを書いていますが、養生法にこんな言葉があります――「心乱則百病生、心静則万病息（心乱れれば百病が生まれ、心静かなれば万病がやむ）」。また、中医学では具体的に、喜びや悲しみ、怒りなどの感情が度を越した時、対応する臓腑を傷つけることを教えています。一方、祖母から伝えられた養生訓には「善属肝、誠属心、友属脾、愛属肺、美属腎、謙通三焦」というものがあり、安定した善良なる心が五臓六腑を養うことを説いています。

祖母は「少欲知足」を体現したような人で、治療の報酬を自分から求めることはなく、生活に余裕のある患者さんが食べ物などを置いていけばそれを受け取っていたようです。「銭短人長」——お金を介した付き合いは短いけれども心からの付き合いは長い、ぐらいの意味でしょうか——という言葉もよく口にしていました。「お金は欲を持つ人々の手を経巡《へめぐ》ってきたこの世で最も汚ないもの」という祖母の教えもよく思い出します。

祖母は積極的に施しも行ない、毎年、冬至になると邸の中庭には大鍋が引き出され、玄米や粟《あわ》、とうもろこし、あずきなどを煮込んだお粥が大量に作られ、近隣の多くの人にふるまわれました。知らない顔が次々に現われるのを見て、いったいどこの人かしら、と思ったものです。

また、買い物に行ったはずが手ぶらで帰ってくることもたびたびありましたが、それは道々、買ったものを子どもたちにあげてしまうからでした。ですから、ひとたび外出すると次々にあいさつに来る人の相手をすることになり、近くの市場に買い物に行ったはずなのになかなか帰らず、どこに行ったのだろうと心配することもしばしばでした。

気功や武術の長年の苦練に耐え、厳しい指導を続けていたぐらいですから、祖母は私同様、気性は激しかったのですが、不平不満を言わず、人の悪口も言わず、「平常心、平常心」が口癖でした。「於事無争（事において争わず）」と、人の言葉に振り回されないようにともよく諭されました。

このような祖母の生き方の基盤にあるのは「徳」だったと思います。祖母は老子の「道生之、徳畜之（道がすべてを生み出し、徳がそれらを養う）」という言葉を教えてくれました。そして、「道」は宇宙の運行の規律で「徳」は「道」から外れない行いであり、道家の養生法を修練するものは「道徳」を身に備えるべきと説き、儒家や仏家の修行者は品徳を、医家は医徳を、武術家は武徳を持つべきとも語りました。

「設身処地（相手の立場に自分を置いて考えてみる）」「喫水不忘挖井人（水を飲む時には井戸を掘った人のことを忘れない）」「一日為師、一生為父（一日でも師と仰いだ人は一生父のように敬う）」等々の祖母の教訓は、異国で長の年月を過ごしてきた私の心の安定に今でも役立っています。

祖母の教えを胸に日本へ

私が祖母とともに暮らし始めてから10年も経った頃でしょうか、中国には文化大革命という大嵐が吹き荒れ始めました。この時期、中国の伝統文化は大変な弾圧を受けました。首都北京はなおのこと圧力は強く、祖母も隠れるようにして少数の者に指導や治療を行なわざるを得ませんでした。

私の両親は知識分子でしたから、やはり迫害の対象となりました。両親の家にあった高価な玉《ぎょく》の装飾品を紅衛兵が持ち去って粉々に砕き、埋めてしまったようなこともあったそうです。

10年間にわたって中国全土を荒廃させた文革の嵐が収まり、改革・開放の大波に乗り始めた1984年、祖母は数えで106歳という長命を保った後、この世の使命を終えました。看護学校を卒業した後、北京市内の病院の救急医療センターやがんセンターに勤めて忙しい毎日を送っていた私は、何年も前から祖母に会う機会はきわめて少なくなっていました。祖母は、世話をしていた親族との間にトラブルもあったようですから、晩年は少々寂しかったかもしれません。亡くなった時に診た医師の話では、肉体年齢は実際の年齢より数十歳若かったとのことですから、文革や家族内の問題がなければさらに長生きをしていたことでしょう。

祖母の死後、私は祖母の教えを生かすためにも中医学を体系的に学び直すことを思い立ち、休職して北京中医学院（現在の北京中医薬大学）で学び、一方では祖母が伝えたものとは風格の異なる他の気功や養生法も習得していきました。病院に勤務していた頃、日本の医療機器のすばらしさに驚嘆し、子どもの頃から着物姿の女性の写真などを見てなんとなく日本に興味を持っていたこともあって、そのまま病院に戻ることなく、祖母の死から４年後、日本の土を踏むこととなりました。

以来、祖母や他の師から受け継いだ中国伝統の養生法をご指導するようになってはや四半世紀が過ぎようとしていますが、日本では不況や大きな自然災害に見舞われて心身ともに疲弊した方が増えているのを見るにつけ、自然のリズムに合わせ、心と体のバランスを取りながら日々を生き抜く智恵の詰まった養生法をさらに生かしていただこうと決意も新たにしています。

第2章
中国食養生の世界へようこそ

食養生は人の歴史と共にあり

食は人が生きるための根幹です。人は有史以前から食べるという行為を無数に積み重ねるうちに、食べ物について、これは体を温める、これは体を冷やす、これは活力を与える等々のはっきりした感覚を持つようになったでしょう。何か特別な効果が認められたものは薬として不調を改善することに使われたでしょうし、食材としても薬材としても使えると思うものもあったことでしょう。

たやすく想像できるこのような認識が、「医食同源」「薬食同源」の由来と考えられます。このようなことは洋の東西を問わず言えることでしょうが、中国においては、自然や人体の現象を説明するある種の理論づけが行なわれるようになるとともに、食もそれと結びつき、中国なりの発展をしてきたと思われます。

現在のところ中国最古の王朝とされる夏《か》では、醸造された酒が健康長寿を願って一種の薬用酒として飲用されていたと考えられています。

周代の官制を記した『周礼《しゅらい》』によると、西周の宮廷には天子の「六食」「六飲」「六膳」を管理する「食医」という官があったとされます。

春秋戦国時代に成った中医学の重要な古典『黄帝内経《こうていだいけい》』には、「凡欲診病、必問飲食居処」（病気の診断をするなら、必ず飲食について問うべきである）との記述があり、食材の使い方や薬膳の具体的な例も記されています。

漢代末に原形が成立したと考えられる、やはり中医学にとって欠かせない古典『神農《しんのう》本草経《ほんぞうきょう》』には、３６５種の動植物薬・鉱物薬が収載されています。上品《じょうほん》・中品《ちゅうほん》・下品《げほん》の3類に分けられ、長期間使用してもかまわない「上品」には、今でもおなじみの棗《なつめ》・はと麦・蜂蜜・くるみなどが含まれています。

唐代には、伝統医学を教授する「太医署」が置かれました。著名な医師で『備急千金要方』を著した孫思邈《そんしばく》は、「医者は、すべからくまず病原を洞察し、その犯す所を知り、食をもってこれを治し、食療によって治癒されなければ、しかる後に薬を用いる」といんずいぶん影響を受けたと考えられます。この時期、日本の伝統医学も遣唐使の派遣などによってずいぶん影響を受けたと考えられます。

明《みん》・清時代の代表的な医書は、なんといっても李時珍《りじちん》がまとめた『本草綱目《ほんぞうこうもく》』でしょう。これは、それまでの医薬学の集大成とも言えるものです。豊富な生薬《しょうやく》と方剤（調合した薬）の例は、その後の薬膳の発展にも大いに資するところとなりました。

大づかみながらこのように伝統医学において食の重要性が認識され続けてきた歴史を経て、現在の中国では中医学の中に「中医薬膳学」の分野も確立しています。人によっては、主に健康上の大きな問題を抱えていない人が健身・強身・病気の予防などのために適切な食材を用いる食養（食養生）、食材の効能による病気の治療を目的とする食療（食事療法）、さらに生薬を加えて強い効果を期待する薬膳に区分をしています。しかし、厳密な区分けは現実には難しいものですし、それほど重要な意味も持たないと思えるため、私自身は、「医食同源」「薬食同源」の考えにのっとった、健康維持にも病気の予防・改善にも有用な食事法ぐらいの意味で、３つの用語を混用しています。

陰陽五行を知るともっと面白い

前項で「自然や人体の現象を説明する理論づけ」と書きました。その中心となるのが陰陽五行の考え方です。中医学は湯液（漢方薬）、鍼灸（はり・きゅう）、気功・推拿（按摩）を3本柱とし、それを支えるものとして、食養生、いわば環境と人間との関係を調える風水、男女のエネルギーの交換によって陰陽のバランスを調整する房中術等々が挙げられますが、ほとんどが陰陽五行を理論的根拠にしています。

陰陽説は二元が対立しつつも依存し、盛衰を示し、転化するような関係で宇宙の事象を説明しようとするもの。それをうまく示している図が、おとなりの国、韓国の国旗にも描かれている太極図——2尾の魚がからみ合っているように見えることから「陰陽魚」とも言います——です。一方、五行説は森羅万象を木・火・土・金・水の5つの属性を持つグループに分け、その相互関係によって物事の発生・変化を表現しようとするものです。両者は別々に発生した中国古代の自然哲学ですが、やがてひとつになって陰陽五行説となり、中国ばかりか日本でも、今に至るも日常生活にまで根をおろしています。

左の表のように陰陽にはさまざまな例がありますが、絶対的に対立するものではありません。たとえば、昼は陽、夜は陰ですが、昼のうちの午前は陽の中の陽、午後は陽の中の陰になりますし、時間の流れとともに昼は夜へ、夜は昼へと変化します。陽中に陰を含み、陰中に陽を含み、陰陽は転換し続けます。

また、五行のそれぞれの要素は、つねに他の要素の影響を受けるような相互関係にあります。正常な関係は「相生《そうせい》」と「相克《そうこく》」です。相生は、「木は火を生じ、火は土を生じ、土は金を生じ、金は水を生じ、水は木を生じる」という関係で、それぞれ前者が母、後者が子となります。木が燃えて火が生じるような自然の循環を想像してみてください。相克は、「木は土を克し、土は水を克し、水は火を克し、火は金を克し、金は木を克す」という関係で、克すは強くなり過ぎないように抑制するという意味で、水で火を弱めるというようなことを考えてみて下さい。

一方、たとえば相克関係の木克土を例にとれば、木が盛んになりすぎて土を衰弱させてしまう「相乗」、木が衰弱して土を抑えきれなくなる「相侮」といった異常な関係もあります。

このような関係がありますから、中医学の臨床においては、たとえば肝の病を治すの

五行	木	火	土	金	水
五季	春	夏	長夏	秋	冬
五方	東	南	中央	西	北
五気	風	暑	湿	燥	寒
五穀	麦	黍	稗	稲	豆
五畜	鶏	羊	牛	馬	豚
五色	青	赤	黄	白	黒
五臓	肝	心	脾	肺	腎
五腑	胆	小腸	胃	大腸	膀胱
五官	目	舌	口	鼻	耳
五体	筋	脈	肉	皮毛	骨
五志	怒	喜	思	悲	恐
五味	酸	苦	甘	辛	鹹
⋮	⋮	⋮	⋮	⋮	⋮

陽	陰
天	地
昼	夜
熱	寒
運動	静止
軽	重
男	女
気	血
腑	臓
背部	腹部
⋮	⋮

に母にあたる腎を診たり、子にあたる心への影響を考えたり、相克関係の相手である脾の異常を検討したりということを行なうのです。

気とは何か

「気」は中医学や養生法を語る上で欠かせません。中国思想では、気は万物の根本物質と説明します。ですから、医学の分野では人体の根本物質ということになります。エネルギーという方もいますし、生体情報でもあると付け加える方もいます。現代科学が解明しようとしていますが、なかなかその正体をはっきり捉えることはできず、まだ「群盲象を撫でる」の状態です。

いまや遺伝子の配列まで解明される時代ですが、そもそも人は何によって考えることができるのか、心臓や脳を動かしているものは何かという根本的な問いには現代西洋医学は答えてはくれません。中医学では根源的な起動力とでもいうようなものとして気の存在を考えることによって、有効な治病の体系を組み立てています。

気の働きとしては、各組織を働かせ、血・水を巡らせる、体を温める、外からの邪気を防ぐ、血や汗、尿などをみだりに漏らさない、代謝を促すといったものが挙げられます。

また、気は全身を巡りますが、便宜上、いくつかの分類の仕方があります。たとえば、3章以下にも記述のある先天の気と後天の気。皆さんの多くは自動車の運転免許をお持ちだと思います。ガソリンに当たる、飲食物のエッセンス――「水穀の精微」と言います――が原料となる後天の気です。しかし、いくら良質のガソリンを入れても、バッテリーが放電していてはスターターを回してもエンジンはかかりません。バッテリーに充電された電気に当たるのが、両親から受け継いだ先天の気です。そして、自動車が走りながらバッテリーに充電するように、後天の気は先天の気を補います。

気と陰陽の関係にあるのが血で「気は血の帥、血は気の母」といって両者は持ちつ持たれつの間柄にあります。中医学・養生法の目的を一言で述べるなら、「気血の流れを調え、陰陽のバランスをとる」ということではないかと思います。

心臓は心臓ではない

判じ物のような見出しをつけましたが、西洋医学でいう臓器と中医学でいう臓腑にはとらえ方にずれがあり、しばしば誤解を生みます。江戸時代まで、日本では中医学をベースとした伝統医学が中心でしたが、明治期以降はとくにドイツ経由の西洋医学が一気に主流になります。ずれというのは、西洋医学の翻訳に従来の伝統医学の用語を一部当てはめたことから起きたのでしょう。

たとえば、心臓は西洋医学では循環器系の中心となる臓器ですが、中医学における心という臓は、「血脈を主る《つかさど》」といって血液循環を管理するとともに、「神志を主る」といって精神活動も主宰するとされます。ご参考までに他の臓についても簡単に述べると、肝は、気血をのびのびと運行させ、血を蔵して血流量を調節し、消化を促進する等の機能があります。肝はのびやかさが抑えられる状態を嫌い、たとえば過度の怒りは頭痛、イライラなどの形で表われます。脾は、飲食物を消化吸収してそのエッセンスを運び、また、血液が漏れないように統御します。脾は湿を嫌い、高温多湿の時期には機能が低下して食欲が落ちたり下痢をしたりし、また、その働きの衰えは筋肉が衰えて疲れやすくなるなどの形でも表われます。肺は、呼吸をつかさどり、全身の気の運動を促進し、水液の運行も管理します。肺が衰えると皮毛のある体表の防御力が弱くなり、かぜをひきやすくなります。腎は、精を蔵して成長・生殖をつかさどり、水液代謝の主体となり、肺が吸入した清気を納めるなどの働きを持ちます。腎が弱まると、骨が弱くなり、聴力減退など耳の症状も表われます。

西洋医学は臓器そのものを指す、中医学では長年月の観察に基づき、その臓が担う機能に注目するということでしょうか。伝統医学・養生法をある程度深く理解するには、ふだんとは違う視点を持つことも必要です。ちなみに五行の表で同じ行にある臓と腑――たとえば、肝と胆。「肝胆相照らす」という言葉もありますね――は表裏の関係にあると言って密接なペアとなります。

五性・五味・帰経

食材にはそれぞれ性質と味があります。それが、先ほど掲げた表の中にある五味と五性です。

熱性・温性は、強い温性・弱い温性と言いかえることもでき、体を温める性質があります。寒性・涼性はその逆です。平性は分類上どちらでもないということになりますが、完全にニュートラルということはあり得ず、わずかに温、あるいはわずかに涼ということです。

次に五味ですが、酸味は収斂作用を持っています。苦味には気を下ろす「降」の作用が、甘味には「滋補」、辛味には「発散」、鹹味（塩辛さ）には柔らかくする働きがあります。

また、食べ物は気の通り道である経絡を通して特定の臓腑に働きかけます。それが帰経です。「肺経に入る」というような言葉を用いますが、本書では「肺を補う」「肺に入る」などの一般的な言い方にしました。

本来は、たとえば複数の人が同じような症状を呈していても、それぞれの体質や症状の表われの原因などが異なれば、食材の五性・五味・帰経を勘案した上で、各人に合う組み合わせも異なってきます。

テレビの番組で有名な司会者が「○○は△△病に効く」と紹介すれば、翌日、スーパーの店頭ではその食品が売り切れ、というような現象はなかなかなくならないでしょう。しかし、万人に同じように特効薬のように効く食材などありえません。

本書ではその方の体が表現しているものを理解して適切な食材を組み合わせるというレベルの使い方まで詳述することはできず、たとえば、冷えた体を温める、ある食材の効果を他の食材で補う、複数の食材で解毒・排毒のプロセスをスムーズに行なうなどの一部の例をご紹介するにとどまりますが、食養生の世界にもう少し深く分け入ってみようと思われたなら、ぜひさらに詳しい参考書を参照して下さい。

病の原因は何か

中国の医学・養生法は何千年もの歴史を持ちますが、公衆衛生の観念もなく、細菌・ウイルスなどの存在も知られていなかった時代に、人間の心身の不調を引き起こす原因はどう考えられていたのでしょう。主なものをいくつか挙げてみます。

たとえば、天候の変化をはじめとする環境条件があります。暑くなったり寒くなったり、湿気が多くなったりと気候はつねに変化しますが、過度の変化は邪気となって心身を侵します（3章「かぜ」の項をご覧下さい）。

精神的な要因も挙げられます。中国では古くから病気の原因として「七情」を重視しています。「七情」とは「喜・怒・憂・思・悲・恐・驚」の7種の精神活動を指します。もちろんどれも心の働きですから、それ自体が異常というわけではありません。ところが、過剰な働きは五臓に次のような影響を及ぼすことになると考えられてきました。

「喜と驚は心を傷つける、喜べば気が緩み驚けば気乱る。怒りは肝を傷《やぶ》る、怒れば気上がる。思は脾を傷る、思えば気結ぶ。悲しみや憂いは肺を傷る、悲しめば気消え、憂えば気鬱《こも》る。恐れは腎を傷る、恐れると気下がる」

飲食不摂といって、食べ過ぎ、冷たいものや脂っこいものの摂り過ぎなども適切ではありません。

また、労逸は、疲労が蓄積するほどの労働や過度の性生活、だらだら日々を送るだけの怠惰な生活などを含みます。

これらは科学的なデータ分析に基づくものではないとしても、どれもこれも現代社会にそのまま通じるものでしょう。

中国の医学・養生法を理解する一助となるような事項をいくつかとり上げてきました。3章以下の実践編をより深く理解する手がかりとなれば幸いです。

第3章

過労気味のビジネスマンのための「食べ合わせ」

不眠症

人参＋豚肉

五臓をパワーアップし、疲労回復、イライラ解消

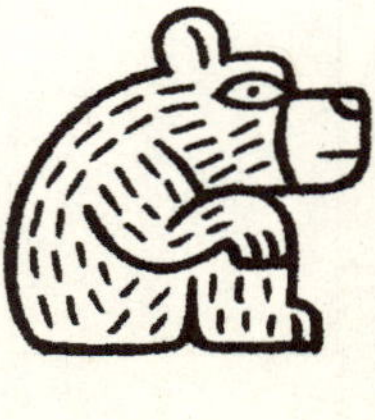

「よく眠れないの」

周りでこんな声が増えているような気がします。いつの時代のどこの家庭でも家族の病気や不和、子供の独立等々、不眠を招く心配の種は尽きないものですが、現在の日本はさらに、長引く不況、大災害に放射能汚染とダブルパンチ、トリプルパンチで心身を揺さぶられています。誰もが高いびきで熟睡というわけにはいきません。厳しい時代です。

不眠は、不安や興奮、環境の変化、精神疾患や循環器などの器質疾患によって引き起こされ、眠れないことからさらに状態の悪化に陥るという悪循環も起こりえます。

なかなか寝つけない入眠障害、すぐに目覚めてしまう中途覚醒・早期覚醒、深い眠り

が得られない熟眠障害など、人によって、また、時によって、その現われ方も異なります。

心身の明らかな疾患があれば治療を並行して進め、経済問題や騒音などストレスの原因がはっきりしていればその解決に取り組むことが不眠の解消に役立つことは言うまでもありませんが、まずは、原因が何であれ頭の中にとどめておいた方がよい生活習慣、心の持ちようのポイントを挙げておきましょう。

○何時間眠らなければいけない、というような通説にとらわれない。
○起床、就寝時刻を一定にするなど、生活にリズムをつける。
○日中は、仕事、家事、運動など大いに活動し、昼寝をするなら短時間で切り上げる。
○就寝前の刺激物（濃いお茶やコーヒー、多すぎるアルコール飲料）、熱い風呂は避ける。

さて、中国でも、歴代の養生家は睡眠が天然の補薬であるとして安眠を重要視しています。

中医学では、五臓のうちの心が精神作用を統括し、不眠解消のかぎを握ると考えています。心が不安定であれば、安定した睡眠は得られません。古人は、「先睡心、後睡眼」と申しました。

心の機能が乱されるには、いくつかの原因があります。

たとえば、疲労や慢性疾患のために五行の水にあたる腎が消耗すると、火にあたる心とのバランスが崩れ、熱が生じて精神が乱されます。

ストレスやうつなどで気血を伸びやかに通じさせる肝の作用が阻まれると、その滞りはやはり熱に変化します。

食べ過ぎなどで胃の気が不安定となることもやはり熱が生じるもととなります。

不眠解消に向かう食養生の手始めに、おやすみ前の中国風ハーブティーはいかがでしょうか。

〈玫瑰棗茶〉

材料：玫瑰花《まいかいか》…5個、棗《なつめ》…2個、氷砂糖…1～2かけ

作り方：棗の果肉をちぎり、他の材料とともに中国茶用の蓋碗（ふた付きのカップ。な

ければティーポットでも可）に入れ、適量の湯を注ぎ、花が開いたらかき混ぜて飲みます。数杯お飲み下さい。

玫瑰花（はまなすの花）のお茶は、気を巡らせ、血行を良くし、解うつ作用があり、精神安定に効果のあるお茶として知られています。玫瑰花が手に入りにくい場合は、とくに女性にはハーブ専門店などで手に入りやすいローズヒップをお勧めすることもあります。

また、**棗**は中国ではきわめてポピュラーな果実で、私の祖母も食前に常食していました。消化に関わる臓腑である脾胃を補い、精神を安定させる安神作用が知られています。果肉だけでなく種にもその効果はあります。

さらに、**氷砂糖**もたんに甘味を加えて飲みやすくするだけでなく、炎症を抑える（たとえば、胃痛を抑える）というような効能を備えています。

やっぱり肉が食べたい！という方には、**豚肉**を使った色どり豊かなこんなメニューがあります。

〈五色炒め〉

材料：豚薄切り肉…150グラム、卵…1個、人参…½本、にんにくの芽…½束、生姜《しょうが》…1かけ、黒きくらげ…1グラム、しょうゆ…大さじ1、ピーナツ油…大さじ2、塩…小さじ1

作り方：

①豚肉は3〜4センチ幅に切る。人参は縦半分に切ってから斜めに薄切りにする。にんにくの芽は適当な長さに切り、生姜はせん切りにする。黒きくらげは水で戻し、根の部分を除く。

②卵を割ってかき混ぜ、大さじ1を取り分けておく。熱した中華鍋にピーナツ油大さじ1を入れ、卵を焼き、切り分けておく。

③鍋に残りのピーナツ油を入れ、豚肉と取り分けておいた卵を炒め、生姜とにんにくの芽を加える。

④肉に火が通ってきたら、人参と黒きくらげを加えてさらに炒め、しょうゆと塩で調味し、②の卵焼きを加えて仕上げる。

豚肉は中国で最も広く使われる肉ですが、牛肉と比べてビタミンをはるかに多く含み、そのうち炭水化物の代謝に関わるB_1は、欠乏すると脚気《かっけ》や循環器系の障害を起こし、また、イライラしたり落ち着かなくなったりしやすくなります。糖尿病や便秘の方にもお勧めです。

いわゆる臓物もそれぞれの効能を持ち、**ハツ**（心臓）は不眠に適当であるだけでなく、心悸亢進にも効果があるとされ、**レバー**（肝臓）は貧血や視力低下に、**ガツ**（胃）は胃弱に良いとされます。こうして列挙するとおわかりのように、豚の臓物が人間のそれぞれの臓腑に対応しています。「以臓補臓」と言いますが、中国の食養生には、豚に限らず他の生き物の器官をもって人間の対応する部分を補おうという面白い考え方があります。

料理は苦手という方は、料理店で**豚しゃぶ**などはいかがでしょう。ただし、生肉を使うわけですから、加熱の程度には充分気をつけて。

人参は、脾胃の機能を上げ、消化を助ける健脾化滞の効能がありますから、これも胃を安らかにして安眠につながります。人参は抗酸化作用を持つβ‐カロテンを豊富に含むことが知られ、老化防止にも役立つでしょう。β‐カロテンは脂溶性ですので、油で炒めることで生食と比べて吸収率が飛躍的に高まります。

完全食品と言われる**卵**はさまざまな利用法がありますね。たんぱく質の構成に欠かせないアミノ酸、中でも動物が体内で作れず食物として摂取しなければならないものを必須アミノ酸と言いますが、卵には成人に必要な9種すべてが含まれています。鉄分も豊富で、薬膳では養血安神作用を持ち、さらに五臓を補う食品とされています。

日本人と切っても切れない**米**についても触れておきましょう。米は、健脾和胃、補中益気と言うように、消化機能を高め根源的な気を補う、主食の代表格にふさわしい重要な働きをします。おいしそうなスイーツの宣伝に引かれ、間食なども増えて慢性的に過食傾向にある方は、朝食か夕食をお粥程度にしておくのも安眠の助けになるでしょう。ここでは、安神作用を持つ**蓮子**《れんし》（はすの実）を入れたお粥を推薦しておきます。不眠や多夢に効果のある**百合根**が手に入ればさらにけっこう。新陳代謝も促進します。かつて日本の武士たちも百合根を食して英気を養ったと聞いています。

眼精疲労

豚レバー＋人参

肝をいたわれば目にも効く

眼精疲労は、特別な目の疾患が認められないながらも自覚される目の症状の総称で、目の痛み、疲れ、乾燥、充血、かすみ目、視力低下、まぶたの腫れなどが現われ、頭痛、肩こり、めまいなどを伴うこともあります。

その原因は、近視・遠視・乱視といった調節異常に加え、環境汚染や紫外線、ストレスなどが考えられます。

また、現代社会はＯＡ機器、ＡＶ機器が発達して全面的に普及し、寝る時以外はつねに視覚が刺激されているような状況ですから、使い過ぎによるドライアイなどはますます増えていくでしょう。

中医学では、「肝は目に開竅《かいきょう》する」と言います。「目は心の鏡」「目は心の窓」という

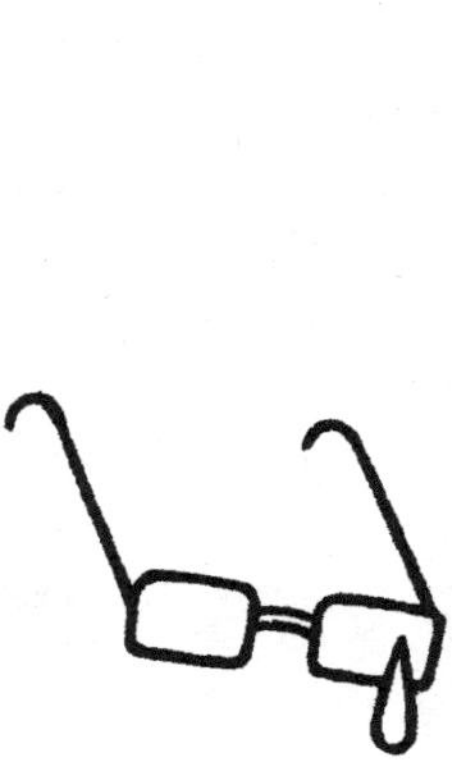

言葉がありますが、目は肝の状態も表わす窓ということになりましょう。また、目には五臓の状態すべてが反映されているという学説もあり、肝は黒目、心は目頭と目尻、脾は眼瞼《がんけん》、肺は白目、腎は瞳孔とそれぞれ関係しています。目には人体の精気が集まるともされていますから、目は全身の状態を示しているとも言えるでしょう。

手始めに手軽にできる飲み物をご紹介します。

菊花と**くこの実**をそれぞれ10個ずつカップに入れ、400~500ccのお湯を注ぐという薬用茶です。菊花には補肝明目、くこの実には補肝腎の作用があります。飲みやすくするために砂糖を少々加えてもけっこうです。飲む前に湯気をしばらく目に当てるのもいいでしょう。

薬膳で目に効果があるものとして中国人が思い浮かべるものといえば、この2つが必ず上位に挙がるでしょう。くこの実は薬名としては枸杞子《くこし》と呼ばれ、補肝腎の他にやはり明目の作用が知られ、枸杞丸、杞菊地黄丸などの方剤に用いられます。

くこは生命力が非常に強い植物で、葉は食用になる他、枸杞茶の材料となりますし、根皮は地骨皮と呼ばれる生薬として熱をおさめる効能を持ちます。

くこの赤い小さな実はよく中国料理で使われますので皆さんもきっと目にしたことがあると思います。視力低下、充血、かすみ目、ドライアイ、涙目、飛蚊症《ひぶんしょう》などの食事療法に用いられます。最近は乾燥したくこの実が袋入りでスーパーなどでも売られています。ぜひお試しください。

さて、前項で「以臓補臓」の考え方をご紹介しました。目に関わる臓は先に述べた肝、すなわち**レバー**です。

〈きんぴらレバー〉

材料：豚レバー…100グラム、人参…1本、にんにく…1かけ、花椒《かしょう》…約10粒、紅花油…大さじ2、片栗粉…大さじ1、塩…小さじ1、胡椒…少々、ごま油…少々

作り方：

①豚レバーは薄くそぎ切りにし、水に漬けて血抜きをした後、水気を切って、片栗粉をまぶす。人参は皮をむき、縦半分に切ってから斜め薄切りにする。にんにくは薄切りにする。

②中華鍋を熱して紅花油を入れ、花椒を入れて熱し、焦げる前に取り出す。

③レバーとにんにくを炒め、レバーの色が変わったら、人参を加えてさらに炒め、塩、胡椒を振る。
④ごま油をかけて仕上げる。

豚レバーには補肝明目の効があるとされていますが、欠乏すると夜盲症や皮膚の乾燥を招くビタミンAをはじめ各種のビタミンを含みます。

きんぴらというとごぼうを使うことが多いでしょうが、ここでは**人参**を使いました。人参に多く含まれるβ‐カロテンは体内に吸収された一部がビタミンAに変わることからプロビタミンAとも呼ばれます。ビタミンAは視力回復を助けます。また、血糖や血圧を下げる作用もあるので、糖尿病や高血圧が目に与える影響を抑えることも可能です。

にんにくはレバーの臭みを抑える役に立つ他、ビタミンB_1の吸収を助けます。

頭痛

薄荷＋くこの実

気のバランスを正して頭に上った気を下ろす

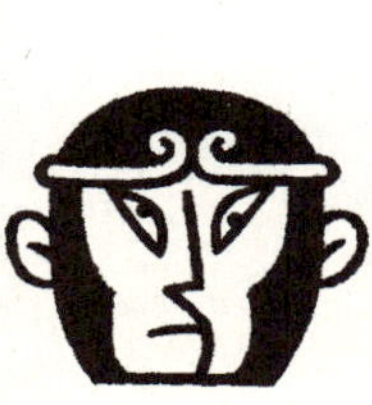

「二日酔いで頭痛ぇ〜」と言って、こめかみのあたりをもみほぐす——職場でよく見られる光景でしょう。これを毎日のように繰り返している人にあまり同情の余地はありません。しかし、原因が何であれ、頭痛は実に日常的な不快症状のひとつです。同情どころか病院で治療を受けることを強く勧めなければならないケースもあります。脳の疾患などはその最たるものでしょう。

脳腫瘍・クモ膜下出血などの疾患、頭部外傷、目・耳・鼻・口などの疾患、薬物の使用や離脱などに伴う頭痛は器質性頭痛と分類されます。これに対し、脳血管の拡縮によると推定されるも原因が確定していない片（偏）頭痛、筋肉の緊張状態の持続による緊張型（性）頭痛、片頭痛同様、血管の拡縮により毎日同じ時間帯に目の周辺に強い痛みが起こる群発頭痛などは機能性頭痛と呼ばれます。

中医学では頭部は「諸陽の府」と言われて陽気の集まるところとされ、経絡も多く分布しています。そのため、外因——猛暑やエアコンの効きすぎた室内、気候の急変などの環境変化——や内因——臓腑の不調やストレス、激しい感情など——によって気血の流れが乱れると、その影響は頭部に及び、頭痛が起こると考えられます。中医学の古典には「体の下部が虚し、上部が実したために起こる」との記述もあります。

東西両方の医学の知見から、頭痛が起こる時間帯や部位と原因との関係を、私はだいたい次のように判断しています。

○時間帯

朝　高血圧による頭痛は朝方ひどく、時間がたつにつれて治まる。

午前　脳腫瘍や副鼻腔炎による頭痛は午前中に激しい。

午後から夜間　目の疾患がある場合、この時間帯に起こる。

○部位

前額部　目・鼻・咽喉の疾患

側頭部　耳の疾患
頭頂部　胃腸疾患、精神疾患、不眠
後頭部　高血圧、低血圧、便秘、急性の感染症

器質性の頭痛では何と言っても原因となる疾患の治療が重要ですが、その他の頭痛の改善には食養生が大きく貢献できることもあります。

それでは、香りも爽やかな養生茶から。

〈薄荷茶〉
材料：薄荷《はっか》…2グラム、くこの実…10個、陳皮《ちんぴ》…2グラム、氷砂糖…1、2個
作り方：薄荷、くこの実、陳皮を洗ってカップに入れ、適量の湯を注いでから氷砂糖を入れる。

ハーブティーの代表格ミントティーです。**ミント**はベランダなどでも栽培できますね。

薄荷は辛涼の性を持ち、頭や目の熱を冷まします。似たような効果を示すものに、薬用茶の材料としても食用としても用いられる菊花があります。料理屋、居酒屋などで召し上がったことはありませんか。

薄荷に**くこの実**と**陳皮**を加えることで、中国の薬用茶としての本領を発揮します。くこの実は肝腎に入ることで両者の機能を高め、上実下虚という、頭に血ならぬ気が上ったアンバランスを是正することになり、薄荷の働きを後押しします。

陳皮はみかんの皮を乾燥させたもので、さらに漢方薬などを加えて味を整えたものは、中国ではお茶うけとして好む方も多く、脾胃の気の停滞を改善します。上半身と下半身の気の疎通を助けることにつながります。

氷砂糖は、甘味を加えて飲みやすくするだけでなく、気を補う力も持っています。たくさんお飲み下さい。

薄荷茶がどちらかといえば熱の邪気を払うのに対し、次の簡単なスープは寒の邪気によって気が凝滞し引き起こされた頭痛に効果があります。

〈大根スープ〉

材料：大根…¼本、白菜（根に近い部分数センチ）…1枚、長ねぎ…½本、生姜…1かけ、塩…少々、ごま油…少々

作り方：

①大根と生姜をスライスする。白菜の根元の部分は十字に切れ目を入れる。長ねぎは斜めに短冊切り。

②白菜、長ねぎ、生姜を水800ccで強火で煮る。

③②が沸騰したら大根を入れ、煮立ったら塩とごま油を加え、1分ほどして火を止める。好みによって火を止める前に香菜を入れてもよい。

他の項目にもたびたび登場する**生姜**は、寒気を払う作用があり、脾胃や腸を冷えから守ります。食材の性としては、日本の方がよく用いる**みょうが**も似ています。

長ねぎ、**大根**も生姜同様に辛味を持ち、長ねぎは発汗作用があり、やはり寒気を払い、大根は脾胃に入り消化を助けます。大根にはよく知られたジアスターゼをはじめいくつもの消化酵素が含まれています。

簡単なスープとしてご紹介しましたが、鍋物のベースにもなり、応用範囲は非常に広いと思います。また、頭痛のみならずかぜなどにももってこいの組み合わせといえるでしょう。

白菜は日本でも中国でもきわめてポピュラーな野菜ですね。効用は多くありますが、この項ではやはり消化を助ける作用があると述べるにとどめます。根に近い部分を使うというのがミソで、ここにはアレルギーや発がん物質の生成を抑える物質も含まれています。

プラスアルファの食養生の智恵としては、酒、コーヒー、チョコレートなど興奮性の飲食物を控えめに摂ることをお勧めします。

また、食以外の生活上のアドバイスとして、とくに緊張型頭痛と考えられる場合は、枕の高さや硬さを変える、姿勢を変える（首や肩が緊張する姿勢をとり続けない）、首回し・肩回しなどの運動を行なうことをご提案します。

肩こり・五十肩

帆立貝柱＋なす

止痛・活血の名コンビが活躍

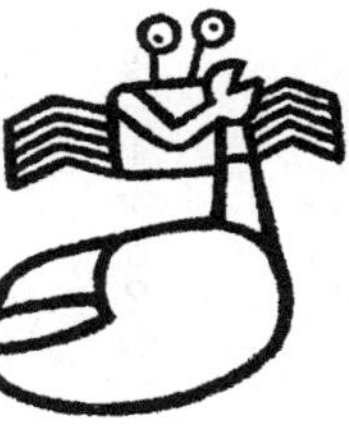

重い頭をのせて直立歩行をする人間の構造上のウイークポイントは腰と首、そして肩でしょうか。

数十年生きて中年に至れば頸椎は多くの人が変形をきたし、その度合が大きければ頸椎症となって首から後頭部の痛み、肩のこりや痛み、腕のしびれなどが現われます。

そこまでには至らない軽度の肩こりは、多くの場合、首や肩の筋肉の緊張が増すような姿勢をとり続けたことが原因で、これは入浴や運動、マッサージによってかなり軽快になります。

ただし、このようなケアがなかなかできなかったり、職場でクーラーの風にさらされるような場所に座っていたりストレスがあったりすると、肩こりは慢性化します。もし、姿勢に気をつけ適度に運動し、自宅や職場の環境にも大きな問題はない、疲れもためていないしこれといったストレスもない、しかし、強い肩こりが続いているという方は、内臓の疾患、眼科や耳鼻科の分野の問題などを疑う必要があるかもしれません。

中医学にはこのような言葉があります。「気不通則疼、血不通則腫」——気が通らなければ痛み、血が通らなければ腫れる。

こりや痛みを改善し、血行を良くするためにまず選んだ食材は、日本では生食にも乾物としてもよく使われている**帆立貝の貝柱**です。

〈帆立となすの炒めもの〉

材料：帆立貝柱…3個、なす…2本、ヤングコーン…5本、赤唐辛子…1本、生姜…1かけ、紅花油…大さじ2、砂糖…少々、塩…小さじ1、揚げ油…適量

作り方：

①貝柱は湯通ししておく。なすは3つに斜め切りし、油通しする。ヤングコーンは2つに斜め切りする。

②赤唐辛子は輪切りにし、生姜はせん切りにする。

③中華鍋を熱して紅花油を入れ、唐辛子と生姜を炒め、貝柱、なす、ヤングコーンの順に加え、砂糖と塩で調味する。

帆立の貝柱は、生よりも乾物の方が味も効能も良く、中国料理でも常用されています。塩ゆでして乾燥させた貝柱を中国では「干貝」と呼んでいます。痛みや腫れを抑える作用のある帆立は高たんぱく食品で、カルシウムやビタミンB群などを含み、昔から疲れ目に効く食品としても知られてきました。こちらは豊富なタウリンの働きによると考えられます。また、グルタミン酸、イノシン酸などのうま味成分にも恵まれ、料理をおいしくする上でも欠かせない食材のひとつです。

なすも消腫止痛や活血の効能が知られています。体を冷やす作用があり、日本で「秋なすは嫁に食わすな」という俗諺があるのも妊婦の体が冷えないようにするためかと思いますが、加熱すると性は温に変わり、**生姜**や**唐辛子**と一緒に調理することで温める作用はさらに高まります。気血の滞りに冷えは大敵です。

このレシピでは、コレステロールを減らし血行を良くするリノール酸を多く含む**コーン**を入れましたが、これも血行改善に役立つ**にんにくの芽**や**黒きくらげ**を用いると風味も良くなります。応用範囲の広いレシピですから、食材についての知識が増えたら、これをどんどん発展させて下さい。

五十肩はその名の通り、中年以降に発症する肩関節周囲炎です。直立歩行をする人間は、ある程度の重さを持つ腕をぶら下げて歩くわけですが、腕と胴体の接点となる肩は構造上安定しているわけではなく、関節とその周辺への負担はやはり人生を送るうちに積み重なってきます。

五十肩の初期は肩こりと感じることもありますが、疼痛とはっきりした運動制限が出ます。痛みは夜間激しいことが多く、睡眠時にも冷やさないことが肝要です。よく結髪、結帯の動作ができないと言いますが、腕を頭上に上げる動作、後ろに回す動作が著しく困難になるわけです。しかし、整形外科で指導されるようなリハビリ運動をしておかないと組織の癒着が固定化してしまいますので、この点にも注意が必要です。

中医学では、風・寒・湿の邪気が肩を通る経絡に侵入したものと考え、「漏肩風」「露肩風」などと呼ばれてきました。

以前は、関節と周辺部の老化、運動器系の障害と主に考えられていましたが（事実、表面的にはその通りなのですが）、近年では臓腑の機能低下の表れではないかと考える治療家も多くなっています。

前述のレシピに加え、本書の胃腸の不調や生活習慣病に関連する項目も参照して、体全体の状態の底上げを図っていただきたいと思います。

腰痛

栗＋米

生命力の源を補い、人体のかなめを強靭に

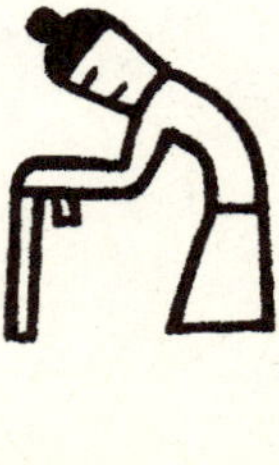

腰痛に悩まされている方はどのぐらいいらっしゃるのでしょう。想像もつきません。私もあまり睡眠がとれなくて疲れがたまった時に一度ぎっくり腰になった経験がありますから、腰痛持ちの方のつらさはよくわかります。

腰の痛みの原因はさまざまです。疾患としては、外科の分野では椎間板ヘルニア、脊椎カリエス、骨粗鬆症《こつそしょう》他、婦人科では子宮内膜症等々、泌尿器科では膀胱炎といったように数多く挙げられます。原因である疾患がはっきりしていれば、これに対する治療が痛みの改善に直結することは言うまでもありません。

しかし、原因がはっきりしない腰痛の例も非常に多くあります。一般にはこれらを腰痛症と呼び、多くは姿勢のとり方などによる筋肉疲労から来るものと考えられています。

前述のように人間が2本足で直立歩行していること自体、腰や首に負担がかかりやすくなっているのです。

中医学では、腰は「腎の府」と呼ばれます。腎は両親から受け継いだ先天の気を蓄えて運用するいわば生命力の源で、骨をつかさどる臓でもあります。よく腰について「人体のかなめ」などと言いますが、ここには経絡が何本も通り、気の流れの上からもかなめです。

腰痛の原因として一番に考えられるのは腎虚です。誰しも加齢とともに衰えてくるものですが、腎虚を招くのは加齢だけではありません。疲労の蓄積や長期の闘病、性生活上の不摂生などもその要因となります。

さらに、思い煩いや怒りなどの負の感情や天候の変化による寒の邪気や湿の邪気の侵入なども気の流れを阻害すると考えます。気の流れが停滞すると、血・水（体液）の流れも滞りますから、これもこりや痛みの原因となります。

まずは、私の祖母もよく食していた食材から——。

〈栗がゆ〉

材料：栗…5個、米…50グラム、生姜…1かけ、塩…少々

作り方：

①米は洗って1時間以上水に漬けておく。栗は皮と渋皮をむく。生姜はせん切りにする。

②800ccの湯を沸かし、米と生姜を入れ約30分煮た後、栗を加える。

③さらに30分煮て、塩で味を調える。

中国で五果のひとつとされる**栗**は昔から「腎の果」と呼ばれ、毎日1、2個食べると足腰を丈夫にするといわれてきました。温性で脾・胃・腎に入り、筋肉や関節も丈夫にします。主成分である糖質とビタミンB_1が疲労回復にも役立ちます。

日本人の主食である**米**を皆さんは当たり前のように召し上がっているのでしょうが、過半を占めるでんぷん質は生きていく上で欠かせません。脾・胃に入って体を温めます。栗が少々消化しにくい点と調理のしやすさを考え、ここでは白米としましたが、ビタミンや脂質をさらに含みより栄養価の高い**玄米**や**胚芽米**を使って工夫されてもかまいません。栗、米、**生姜**の組み合わせで高い散寒（寒気を散らす）効果が望めます。

肉類がお好きな方は冬場の**ラムしゃぶ**などいかがでしょう。ラムも若者を中心に人気が定着しましたね。羊肉は脾・腎に入り、熱性を持つ食材で、冷え性で腰痛持ちという方には最適です。その脂質は融点が高いので体内で吸収されにくく、カロリーを気にしないですむので女性向きでもあります。独特のにおいが気になる方は、ご自分で調理される場合は、紹興酒やワインといったお酒や、生姜、にんにく、八角、小茴香《しょうういきょう》などの香辛料をお使いになればいいと思います。

胃の不調

チーズ＋湯葉

胃壁を守り、胃も心も安定

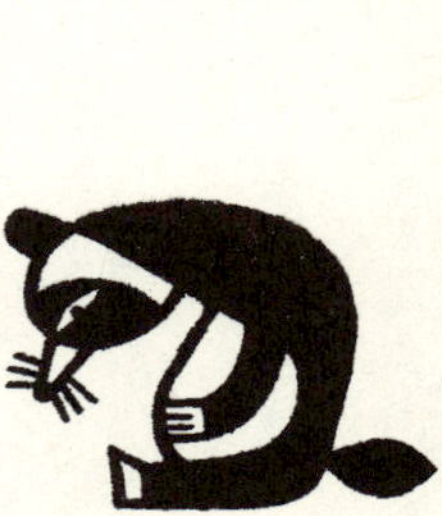

会社の昇進試験を間近に控えて胃がチクチク、友人との会食は楽しかったけれども調子に乗って食べ過ぎてシクシク、本当は上司に文句のひとつも言いたいよと会社の帰りに飲み過ぎて翌日ムカムカ（「二日酔い」の項もご覧下さい）――胃は本当にデリケートです。

入ってくるものは何でもドロドロにしてしまおうと強酸性の消化液が分泌される過酷な環境を、微妙なバランスを保って維持しています。ですから、過食や過度の飲酒、刺激物の摂取、疲労、緊張や不安、薬の副作用、アレルギー等々、幾多の不安定要因でそのバランスは崩れ、内壁が炎症を起こしたり、傷ついて欠損状態となったりすることがあります。それが急性・慢性胃炎や消化性かいよう（胃かいよう、十二指腸かいよう）です。

近年では、とくに慢性胃炎、胃かいようについては、強酸下の過酷な環境をものともしないヘリコバクター・ピロリ菌が発症の大きな要因になっていると認識され、その除菌も重要な治療手段になっています。

中医学では、臓腑としてペアを成す脾胃は飲食物から水穀の精微をとって送り出す、いわばガソリンの供給源として「後天之本《ほん》」「気血生化之源」とされています。脾胃の調子がその人の寿命を決定すると言っても言い過ぎではないのです。脾は水穀の精微を上に上げて全身に送り出す働きにつなげる昇清作用、胃は消化の次の段階へ送り出す降濁作用を持っています。

明の時代の有名な医家である張景岳《ちょうけいがく》は「土気為万物之源、胃気為養生之主。胃強則強、胃弱則弱、有胃則生、無胃則死、是以養生家必当以脾胃為先」（土の気は万物の源で、胃気は養生の主人公となる。胃が強ければ体は壮健となり、胃が弱ければ体も弱い。胃の働きがあるから生き、なければ死ぬ。養生家は脾胃を第一に考えるべきである）と記しています。

中医学の古典『黄帝内経』には「胃不和則臥不安」（胃が穏やかでないと安眠できない）との記述があります。

また、俗に次のようにも言います。「少喫一口、舒坦一宵。多喫一口、半夜不寧」(控えめに食べれば一晩中穏やかでいられる。食べ過ぎると夜中に安らかにならない)。

お酒を飲む時にはチーズをつまみにすればいい。こんなことを日頃言われませんか。飲む時に限りません。チーズは胃を守るのにうってつけの食品のひとつです。

〈チーズの湯葉巻き〉

材料：生湯葉…2枚、チーズ(ナチュラルチーズ2、3種)…適量、白菜の葉の部分…適量

作り方：

①湯葉を破らないようにそっと広げ、2枚重ねにして横に4つに切る。
②チーズは適当な長さのスティック状に切り、それぞれ湯葉で巻く。
③白菜を湯葉巻きの倍程度の幅に切り、蒸し器に敷いて湯葉巻きをのせ、7～8分蒸す。
④そのまま食べてもよいし、好みによってケチャップその他をつけて食べてもよい。

チーズは豊富なたんぱく質と脂肪の他、カルシウムやビタミンAを含み、胃壁を丈夫にします。消化吸収もよく、乳酸には整腸作用もあります。簡単に粉状にしたり溶かしたりできるので、調理するのに幅広く使えます。

湯葉は、豆腐製造の過程でできる豆乳を加熱した際に表面にできる薄い膜で、こちらもたんぱく質は実に豊富で大豆より消化しやすく、精進料理の定番のひとつですね。

チーズと湯葉に含まれるカルシウムは気持ちを落ち着かせ、胃の不快症状を抑えるのにきっと役立つでしょう。

簡単なつまみとしては**チーズの大葉巻き**もなかなかいけます。青じその若葉である**大葉**は温性で、行気寛中（気を巡らせ、脾胃の働きを助ける）の効能があります。

「以臓補臓」の考え方に則って、やはり脾胃を補う豚の胃袋をトマトソースやチーズを使って調理すればこちらはイタリアン薬膳。

さて、中医学では、気血を伸びやかに行き渡らせるのにあずかる肝の働きがストレスなどで低下し、隣の胃に影響を及ぼすという考え方もあります。

そのようなケースでは、胃の粘膜を修復するビタミンを含む**キャベツ**に体を温める生姜やにんにくを加え、唐辛子・花椒・酢といった酸味と辛味の調味料・香辛料をかけてサラダを作ると、肝の働きを助けます。

少々変わり種ですが、胃痛対策に**じゃがいもジュース**はいかがでしょう。皮をむいてすりおろし、絞り汁を1日2回、空腹時に飲むというもの。飲みにくいという方は、生姜や砂糖を少々加えてもけっこうです。

さらに、中国で好まれる果実ですが、漢方薬としても使われる**さんざし**も胃の不調を改善するのに効果的です。食滞の解消にとくに効果があるとされ、口内炎にも効き、私も教室でよく勧めています。お湯を注いで薬用茶として手軽に飲めますし、今はジュースや砂糖などを加えて固めたお菓子も出回っています。

薬膳の本ですから食べることばかり書きましたが、胃の不調はとくにまだ軽いうちは、下痢と同様、絶食や少食もりっぱな対処法です。食べたいように食べ、飲みたいように飲みながら、前述のようなものを食べればなんとかなるだろうというのは少々考えが甘い。絶食からお粥など軽いものに移り、さらにご紹介したような食事に進めばいいと思います。

アルコールやカフェイン飲料、炭酸飲料も治るまではがまん、冷たいもの、脂っこいものを避けることもお忘れなく。

二日酔い

柿＋梨

フルーツで酒毒撃退、内臓も保護

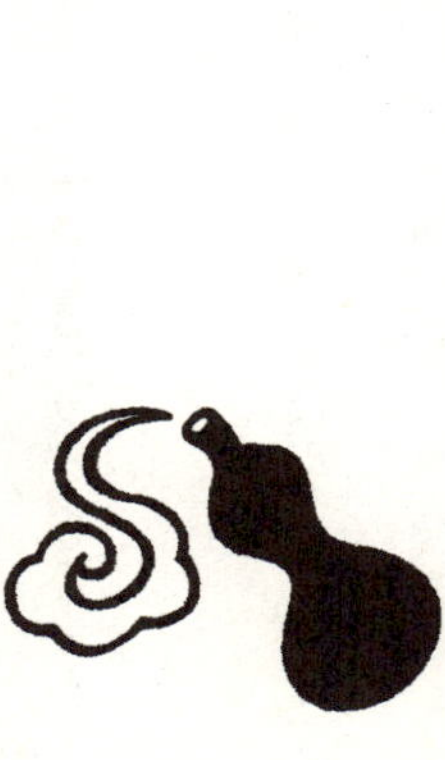

世界でお酒を飲まない民族などあるのでしょうか。古来から世界各地でその土地に根ざした材料・製法でお酒が作られ、偉大なる文明が興った地域にはまた名酒も生まれました。

百薬之長の美称があるとおり、お酒は体にいい作用も及ぼします。気血の巡りを良くする、食欲を増進させる、毒を消す等々。さらに広く考えれば、人々の交流の潤滑油となり、食文化を豊かなものとし、さらには人間の創造力をもかき立てるのかもしれません。中国には酒仙にして詩仙という盛唐の大詩人、李《り》白《はく》のような人物も出現しています。

ところが、薬変じて毒となり、お酒を愛する人が飲む方から飲まれる方へと転落することもしばしばです。

お酒は簡単に言ってしまえばエチルアルコールを含む飲料の総称です。エチルアルコールは体内で酸化してアセトアルデヒドに変化しますが、大量の摂取によって血液中に長時間とどまり、頭痛や吐き気といった中毒症状が翌日まで続くのが二日酔いです。中毒症状の原因となるものを、中国では酒毒と表現します。

気分が悪くてフルーツぐらいしか食べられないですって？　それでけっこう、二日酔いの対策はフルーツで考えましょう。

昔から酒毒を消すのに最適と言われてきたのが**柿**です。

〈フルーツサラダ〉

材料：柿…½個、梨…½個、キウイ…½個、ヨーグルト…大さじ3、ワインビネガー…小さじ1、塩…少々

作り方：

①柿と梨は皮をむいて4つ切りにして種を取り、薄切りにする。キウイは皮をむいて薄く輪切りにする。

②ヨーグルト、ワインビネガー、塩を混ぜ合わせ、盛り合わせたフルーツにかける。

お酒を飲み過ぎると体内に熱がこもり、水分を欲しますが、柿には解毒作用だけでなく、清熱止渇（熱を鎮め、渇きを抑える）作用もあります。また、胃腸の機能も高めるとされますが、豊富に含まれるビタミンCが粘膜を保護する働きを持つことによるものでしょう。

ただし、食べ過ぎると結石になりやすいので、その点は要注意です。

水分を欲する時には**柿の葉茶**をお勧めします。やはり飲み過ぎた際によく用いられてきたお茶です。

蓮の葉茶も推薦できます。蓮の葉は薬名では荷葉《かよう》と言いますが、乾燥したものを洗い、5分ほど煎じていただきます。飲みやすくするために氷砂糖を少し加えてもかまいません。胃を調えて不快な症状を軽減させる他、利尿作用も強いのでやはり解毒が望めます。ちなみに、蓮は花から地下茎に至るまで捨てるところがないほどすぐれた食材、薬材です。

また、ご参考までに、柿のへたの部分は薬名で柿蔕《してい》といい、げっぷなど胃気の上逆を抑え、吐き気なども治めます。

一方、**梨**も二日酔いの際に勧められる果物のひとつで、やはり熱を抑え、唾液の出を盛んにして体を潤し、利尿作用が解毒に貢献します。

酒毒を消す点では**あんず**も同様に知られています。ドライフルーツとして手軽に摂れますし、もちろんこのサラダに加えていただいてOKです。

キウイは南半球で穫れる果物という印象があるかもしれませんが、原産地は中国で、「長生不老果」の異名があります。これもビタミンCを多く含む果物で、アルコールの分解に大活躍する肝臓を守る働きもします。抗がん作用もよく知られ、中国ではがんの患者さんの食事療法によく用いられます。

以上挙げた果物はいずれも寒の性を備えています。

酢は強い解毒作用を持つ調味料です。整腸作用のある**ヨーグルト**とともに、体を酒毒による疲れから回復させます。

お酒飲みはなかなか懲りないようですが、体を壊さないようどうぞお大事に。

下痢

にんにく＋さやいんげん

解毒して、水分もコントロール

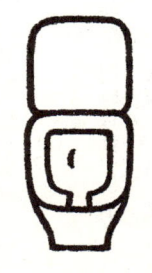

「きょうは大事なプレゼンをしなくちゃいけないのよね」。緊張と不安に押しつぶされそうになりながら通勤電車に飛び乗り、そのうちにおなかがグルグル、途中駅で飛び降りトイレに駆け込む――テレビの下痢止め薬のＣＭにありそうなこんな経験をお持ちの方もおいででしょう。

下痢は、腸内の蠕動《ぜんどう》や分泌が亢進し、消化吸収の働きも衰え、水分量の多いかゆ状・液状の便が出る症状です。

その原因は、暴飲暴食や食あたり、細菌・ウイルスへの感染、薬の副作用、消化器の疾患など数え上げれば十指に余り、時におう吐や発熱、腹痛を伴います。

初めに例に挙げた単純な神経性のもの、一時的に食べ過ぎて消化不良になったぐらいなら、絶食して水分を補給し、体を冷やさないように注意するぐらいでも治まります。
しかし、先に書いた随伴症状が現われたり、便に血液・粘液が混じったり、色が真っ黒だったり真っ黄色だったりとふだんと著しく違うようであれば、病院に行かれることが得策です。

中医学では、下痢のことを泄瀉《せつしゃ》と言います。「泄」は泥状便、「瀉」は水様便を指します。下痢に至るには、暴飲暴食や脂もの、冷たいものの摂り過ぎなどの飲食不摂生、寒・熱・湿の邪気が入って脾胃の機能が低下したこと、水を管理する腎の機能が衰えて便の水分が過剰になったことなどが考えられます。もちろん情緒面の影響も中医学では考慮します。

このうち寒湿の邪気が入ると食べたものが未消化のまま水様便として排出され、湿熱の邪気が原因の場合は、なまぐさい便を出し、肛門の灼熱感を伴い、往々にして腹痛も起こります。

下痢対策の食材として、日本では料理ばかりでなく近年健康食品にも用いられ、中国でも昔から「神奇良薬」として常用されている**にんにく**をまず取り上げます。にんにくは強い解毒作用を持ち、寒気を払い、脾胃の機能を高めて食積《しょくしゃく》を解消します。

〈にんにく豆腐〉

材料：にんにく…2かけ、さやいんげん…40グラム、ハム…50グラム、豆腐…1丁、大豆油…大さじ1、しょうゆ…大さじ1、塩…小さじ1、ごま油…少々

作り方：

①にんにくは薄切りにする。さやいんげんは筋を取り、3センチほどの長さに切る。ハムは3センチ幅ほどに切る。豆腐はさいの目に切る。

②中華鍋を熱して大豆油を入れ、にんにくとさやいんげん、次いでハムを炒め、しょうゆを入れる。

③豆腐を加え、塩で調味をして、仕上げにごま油をかける。

にんにくは豚肉のようにビタミンB_1が豊富な食品と一緒に摂ると、体力の回復に役立ちます。生食を好む方もいらっしゃいますが、下痢をしている時、胃腸の弱い方には刺激が強すぎるので、火を通すことをお勧めします。

さやいんげんはさやがついた若いいんげん豆のことで、胃腸を調え、水分をさばき、解毒作用も備えて、下痢には適切な野菜です。

にんにくは緑黄色野菜と併せて使うことで抗酸化作用が高まります。いんげん豆の他、えんどう豆の未熟な種子でいんげん豆と同様の作用を持つ**グリンピース**、腎を補う**なた豆**、β‐カロテンを豊富に含む**人参**などをさらに加えるのもいいと思います。

「畑の肉」と呼ばれる大豆から作った**豆腐**も体力の回復に貢献することは言うまでもありません。

最後に飲み物について少々。**濃い目のレモンティー**をお飲み下さい。レモンが収斂作用を持つ一方、紅茶が胃腸を温めます。

また、下痢になると水分とともにナトリウムやカリウムといった電解質も失われます。いわゆる**スポーツドリンク**の飲用もお勧めします。中国の昔からの食の智恵だけでなく、時には近代科学の産物も利用しましょう。

便秘
じゃがいも＋スペアリブ
潤し、温め、すべり良く

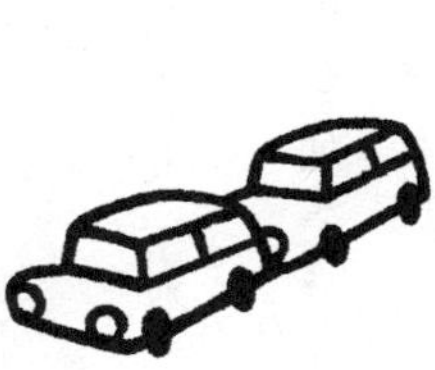

下痢と反対に出したくても出ない便秘に悩む人もこれまた多いですね。人は健康であれば1日1、2回の排便がありますが、やはり1週間、10日と出ない日が続くと心配です。頭痛や皮膚炎、口臭などを伴うこともあります。何らかの疾患や先天的な問題によって腸が癒着したり狭窄《きょうさく》を起こしたりして排泄しにくくなったり、あるいは手術後一時的に便秘になることもありますが、この項では多くの人が日々悩まされているいわゆる習慣性便秘をとり上げます。

習慣性便秘は、便を送り出す腸の必要な緊張が不足する弛緩性便秘と腸の緊張が強い痙攣《けいれん》性便秘に分けられ、後者は頭痛や吐き気などを伴うこともあります。

また、精神的な緊張が強かったり、痔の痛みなどから排便がおっくうになったりして習慣性便秘を招くこともままあることは、便秘に悩む方ご自身もよくお分かりでしょう。

中医学では、疲れや病気、老化、運動不足、ストレスなどによって、気虚の状態になって大腸の機能が低下する、または、脂っこいものや辛いものの摂り過ぎや過度の飲酒などで体内に熱がこもり腸が乾燥した状態になる、さらに、寒の邪気が入ることなどが便秘につながると考えます。潤す、温める、気を補い調えるがキーワードになるとお考え下さい。

〈じゃがいもと排骨の煮込み〉

材料：じゃがいも…2個、排骨（小さめのもの）…3本、人参…½本、玉ねぎ…½個、生姜…1かけ、しょうゆ…大さじ2、砂糖…小さじ1、紹興酒…小さじ1

作り方：

①じゃがいもを洗って6つに切る。排骨を軽く水洗いする。人参を角切りにし、玉ねぎを半分に切り、生姜をスライスする。
②水1リットルで排骨、玉ねぎ、生姜を煮込み、しょうゆ、砂糖、紹興酒を加える。
③肉が柔らかくなったら、じゃがいも、人参を入れてさらに煮込む。

脾・胃・腎に入る**じゃがいも**は胃腸を丈夫にして調えるきわめて使い回しの利く食材です。でんぷんはもちろん、ビタミンB_1、C、カリウムなどを豊富に含みますが、じゃがいものビタミンCは加熱しても壊れにくいというのが特長です。栄養価が高く、欧米でも広く食されているのはご存じですね。下痢症状にもお勧めできる食材です。

排骨とは豚の骨付きバラ肉、つまりスペアリブです。排骨麺はラーメン屋さんでよく見かけるでしょうし、ローストしたスペアリブは洋食で召し上がったことがおありでしょう。豚肉の中でも脂肪分が多く、腸を潤し、温め、さらにいえばすべりをよくするのに最適です。コラーゲンが腸を保護しますが、じゃがいものビタミンCがその生成に貢献します。

スペアリブの話を出したついでに、洋食のレストランではじゃがいもを使った**グラタン**を注文してはいかが。牛乳の通便の働きは中国でもよく知られています。整腸作用のあるじゃがいもと相乗効果を発揮します。

乳糖不耐症――欧米の人に比べて日本人には多いと言われますが――のために牛乳でおなかを壊すという方には他の乳製品でもけっこう。**チーズ**は腸を潤し牛乳と同様の働きをします。同じ乳製品でも脂肪分のより多いバターを避け、じゃがバターならぬ**じゃがチーズ**などはいかがですか。じゃがいもにチーズをのせて電子レンジでチン、実にお手軽です。ちなみに、チーズは欧米で発達し非常に多くの種類がありますが、原型はアジアで作られ、仏教でいう五味の最高峰、醍醐味という言葉のもとになった醍醐がそれに近いものと言われています。

乳製品といえば**ヨーグルト**もありますね。乳酸が腸の善玉菌を増やし、活動を活発にすることはあらためて言うまでもないでしょう。

デザートには気の滞りを解消する**バナナ**をどうぞ。水溶性の食物繊維を多く含み、オリゴ糖がヨーグルトと同様、腸の働きを調えます。

歯周病・口臭

棗＋牛すじ肉

「歯は骨余」――腎を強めて炎症も抑える

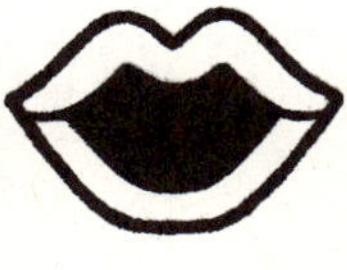

テレビでは毎日のようにデンタルケア製品のＣＭが流れ、ドラッグストアではそれらの製品がどっかと広いスペースを占めています。「８０２０運動（80歳で20本の自分の歯を残そう）」がかなり前から推進されていますが、ある歯科医の言によると、スウェーデンやアメリカに比べて日本の成績は悪く、残っている歯は平均して２けたないとか。歯周病は国民病のひとつです。

歯周病は、歯の周辺組織の炎症の総称で、歯肉が腫れて出血する歯肉炎がさらに進行すると、歯肉が衰え、歯槽骨が吸収されて歯がゆるみ、ついには抜けてしまう歯槽膿漏に至ります。

原因は、細菌が歯に付いてできたプラーク（歯垢）で、これが出す有毒物質によって炎症が起こります。プラークをそのままにしておくとカルシウムなどと合わさって歯石となりやっかいなことになります。

歯周病が起きやすい要因としては、手入れを怠ることだけでなく、歯並びや噛み合わせ、糖尿病などの疾患も挙げられます。

「抜け毛・白髪」の項に書いているように、中医学では「髪は血余」ですが、それに対して「歯は骨余」です。骨をつかさどるのは腎で、腎気の盛衰が歯と髪の成長と脱落に大きく関わります。中医学の古典である『素問』には〔男は〕「八八にして則ち歯髪去る」という記述があります。昔は60代なかばで歯と髪はなくなるという認識だったわけですね。

骨をつかさどる腎と肉をつかさどる脾を補い、気血の流れを回復させることがまず必要です。

日本の方にはまだそれほどなじみがないかもしれませんが、中国では五果の第1位に置かれ、私の祖母も栗とともに常食していた**棗**《なつめ》を歯周病のための食養生の中心に据えたいと思います。

〈牛すじ鍋〉

材料（鍋物なので2～3人分です）：牛すじ肉…300グラム、棗…10個、栗…15個、人参…1本、長ねぎ…1本、紹興酒…大さじ1、塩…小さじ2

作り方：

①牛すじ肉を5～6センチの長さに切る。栗は渋皮までむいておく。人参は縦に4つ切りにし、それを3等分する。長ねぎは適当な長さで斜め切りにする。

②深鍋に牛すじ肉と長ねぎ、紹興酒を入れ、水1リットルを足し、火をつけて沸騰したらあくを取り、弱火にして1時間煮る。

③棗、栗、人参、塩小さじ2を加え、必要に応じて水を足し、材料が柔らかくなるまで煮てからさらに塩で味を調える。

中国では昔から「棗を1日3個食べれば年を取らない」と言われてきました。目・鼻・耳・口など人体の穴のあるところにはすべて効くとされ、また、五臓六腑に対応する12本の経絡のすべてに影響して機能を高めるという実にすぐれた食品です。

果実として生食も可、乾燥させたものは大棗《たいそう》という漢方薬となり、脾胃虚弱や心神不安に効くとされ、養血作用があり、「諸薬の調和を図る」として強い薬物と配合して刺激性を緩和します。

牛すじは、牛の他の部分の肉より造血、活血の効果が高く、瘀血《おけつ》を除き、歯肉の炎症を鎮めます。

もし**鶏肉**がお好きでしたら、こちらも気血を養い、豊富なコラーゲンの働きで組織の結合を強めますので、替えていただいてもけっこうです。

栗については、他の項でもう少しくわしく述べていますが、脾・胃・腎に入り、活血作用があり、使いがいのある食品です。

棗はシンプルに白米（うるち米でも、もち米でもＯＫ）と炊いただけのお粥にしてもよく、甘味が引き出されて大変おいしく、多くの中国人が好んでいます。皆さんももし中国旅行に行かれるならおそらくホテルの朝食に並んでいるでしょう。

米のかわりに、少しくせのある味とにおいがしますが、**はと麦**を使えばさらに高い効果が望めます。はと麦の種子は漢方薬の薏苡仁《よくいにん》で、棗同様に脾を補い、気血を停滞させる湿を除き、熱をおさめて、排膿消腫の働きもあります。

話がそれますが、私ははと麦をいぼ取りに用いる他、がんの患者さんには玄米よりもこちらを勧めています。棗とともに、そのすばらしさを日本の方にもっと知っていただきたい食品です。

歯周病対策を講じたついでに、これにつきものの口臭にも言及しておきましょう。

口臭の原因はいくつかあります。病気に由来するものでは、歯周病をはじめとする口腔内の病気、鼻や咽喉の病気、胃腸の病気、特殊なものでは糖尿病に伴うケトン臭、尿毒症や肝硬変に伴うアンモニア臭があります。

口やのどには常在菌がいますから、健康な人でも起床時や空腹時、緊張した時などには口がかわいてにおうことがあります。また、加齢とともに唾液腺は委縮し、それも要因となるでしょう。

中国の民間療法では、生の**レタス**を噛んだりざくろの実を噛んだりすると口臭がおさまると伝えられてきました。

歯肉炎や口内炎の場合は、レタスをアルミホイルに包んで黒焼きにし、患部に当てると痛みが止まるとも言われます。レタスに含まれるビタミン類が血行を良くし、腫れを治める働きがあるのでしょう。レタスの繊維質は、口臭の原因のひとつである便秘の解消にも有効です。

ざくろは殺菌作用やポリフェノールによる抗酸化作用が認められています。少々食べにくいものですが、今では飲みやすいジュースが出回っています。

最後に、食べるのに夢中になって歯みがきや歯茎のマッサージを忘れませんよう。また、歯石が沈着していると洗口液では歯が立ちませんから、歯科で除去してもらうことが必要です。

体臭

ブロッコリー＋かに

抗菌野菜で体のサビを取る

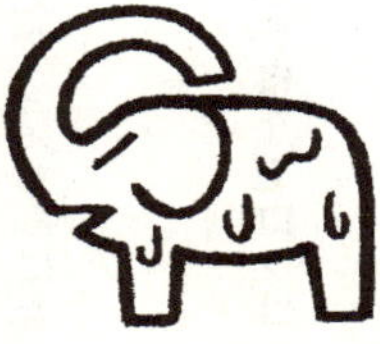

いつの頃からか始まった抗菌・抗臭ブームは、いまやブームの域を超え、関連商品は生活必需品となったかのような観があります。

かつて男らしさの象徴でもあった汗臭さは毛嫌いされ、一方、加齢臭などという言葉が流行語のようになり、老人はますます肩身の狭い思いをしています。前項の口臭も体臭も程度の差こそあれ誰もが持っているものですが、生き物であることの証明でもあるこれらは生活からますます排斥され、人工的なにおいが蔓延しています。強いにおいなどないのに自分のにおいを病的に気にする人も以前よりは増えているようです。人間は自分で自分の生活をきゅうくつにしているようにも思いますが、これも時代の波のひとつでしょう。

中医学では目も耳も鼻も総動員して診断をしますが、においからも問題の所在がある程度わかります。例えば、すっぱいにおいは肝臭といって肝臓の働きに問題があることを示し、腐臭は胃腸が発し、甘いにおいは糖尿病に基づき、鉄のサビ臭は貧血に関係する、といった具合です。これらの不調の改善はもちろんにおいの抑制にもつながります。

体臭で気になるのはやはり腋臭でしょうか。腋の下のアポクリン腺から出る汗のにおい、またその汗を細菌が分解するにおいです。

小さい子どもの頃はありませんが、腋毛の生える頃、つまり思春期前後から汗腺の活動が盛んになり、人によってはにおいが強くなります。アポクリン腺は他に外耳道、肛門・性器付近に分布しています。

一般に男性の方が目立ちますが、女性については、生理前後、妊娠時、性的に興奮した時などにアポクリン腺からの分泌が盛んになります。また、性器周辺から発するにおいは裾臭と言われます。

抗菌・抗臭グッズには葉緑素を利用したものがありますが、葉緑素が豊富な**ブロッコリー**は新陳代謝を促進し、老廃物を排出する働きがすぐれています。

〈清炒菜花〉

材料：かに…小さめのもの1杯（缶詰でも可）、ブロッコリー…⅓個、カリフラワー…⅓個、生姜…1かけ、花椒…約10粒、紅花油…大さじ1、塩…小さじ1、砂糖…少々

作り方：

①かには殻をはずし、身を粗くほぐす。ブロッコリーとカリフラワーはそれぞれ小房に分け、塩を少々加えた湯で湯がく。生姜はせん切りにする。

②中華鍋を熱して紅花油を入れ、花椒を加えて香りを移し、焦げる前に取り出す。

③生姜を加えて炒め、ブロッコリーとカリフラワー、かにを順に加え、塩と砂糖で調味する。

菜花はブロッコリーと**カリフラワー**を指します。ブロッコリーはキャベツの変種でカリフラワーとは同根の野菜です。豊富なビタミンCやβ‐カロテンなどによる抗酸化作用が認められ、いわば体のサビ取りを行ないます。脾・胃・腎を中心に五臓の機能を高めるとされています。

体臭の強い人はどちらかというと熱証タイプが多いのですが、**かに**には熱を収め、血行を促し、瘀血《おけつ》を散らす効能があり、ブロッコリーと相補って解毒・排毒を行うことになります。また、かにの殻に含まれるキチン・キトサンは有害物を排出する作用があり、甲羅に含まれるタウリンは、コレステロールを減らして動脈硬化を防ぎ、血圧を下げ、肝機能も回復させます。

生姜や**花椒**はかにの生臭さを抑え、また、その温性がかにの寒性とバランスをとっています。

においを抑えることだけを考えるなら抗菌効果の高い石けんなどを使うだけでもいいわけですが、やはり良質の食材を使って心身を充実させることこそ薬膳の本道ではないかと思います。

かぜ・花粉症

陳皮＋さつまいも

ビタミンC、香辛料で邪気を吹っ飛ばす

インフルエンザウイルスなどによる急性の呼吸器感染症――かぜに対する一般的な理解は、現在のところ、簡単に言えばこのようなものでしょうか。今年は○○型のインフルエンザウイルスが猛威をふるいそうなので対応するワクチンを早めに注射して下さいなどと、テレビや新聞などで盛んに呼びかけるものですから、かぜといえば即インフルエンザを意味するほどになっているようです。

かぜに対する中医学のとらえ方はもう少し広いものです。項目名として「風邪」と書かずに「かぜ」としたのも意味があります。天候を含む環境の変化に対して人間が示す抵抗の表われ、とでも言えるかもしれません。

中医学では気候の変化を風・寒・暑・湿・燥・火の「六気」としてとらえます。自然

の変化は当たり前ですが、その変化が過酷である時、あるいは人体の守る力が何らかの理由で弱まっている時など、「六気」は「六淫邪気」となり、悪影響を及ぼします。すなわち、風邪・寒邪・暑邪・湿邪・燥邪・火邪です。

これらの邪気はだいたい対応する季節がありますが、夏でも室内でクーラーの風に当たり続ければ寒邪を呼び込むことになりますし、さわやかな高原に住んでいても日当りの悪いじめじめした部屋にいれば湿邪を招くかもしれません。

人間が邪気の影響を受けやすいのは、気の重要な働きである防衛機能が衰えている時です。その原因には、疲労やストレス、さまざまな他の疾患などが考えられます。昔はウイルスの存在など知られていなかったわけですから、ウイルスも邪気に含まれていたでしょう。

邪気は結びつくことがよくあります。中でも風邪は理論上は春の邪気とされていますが、実際には一年中存在するもので、この項では結びつくことの多い寒邪、暑邪と合わさった風寒と風熱を考えます。ちなみにリウマチは中国語では風湿症と言います。よく「風邪《かぜ》は万病のもと」と言いますが、本来は「風邪《ふうじゃ》は万病のもと」かもしれません。

この項目では、他とは少し趣向を変えて香辛料と漢方薬の利用にスポットを当ててみたいと思います。

〈さつまいもの陳皮風味〉

材料：さつまいも…½本、まいたけ…½パック、陳皮《ちんぴ》…2〜3片、生姜…1かけ、にんにく…1かけ、サラダ油…大さじ1、しょうゆ…大さじ1、あさつき…適宜

作り方：

①さつまいもは皮をむいて一口大に角切りにする。まいたけは適当にほぐしておく。陳皮は水カップ2分の1にしばらく漬けてから、粗く刻む。漬けた水はとっておく。

②生姜はせん切りに、にんにくは薄切りにする。

③中華鍋を熱してサラダ油を入れ、生姜とにんにくを炒め、さつまいもと陳皮、しょうゆを加える。

④まいたけと陳皮の漬け汁を加えてひと煮立ちさせ、器に盛ってあさつきを適当に散らす。

風寒の邪気によるかぜは、寒気がしてくしゃみが出て鼻が詰まり、水っぽい鼻汁を出します。発熱の程度は軽く、頭痛や関節痛があり、薄い色の尿を排泄します。

風熱の邪気によるかぜは、熱が出て発汗し、のどの痛みがあり、口が渇き、せき・痰が出ます。尿は量が少なく濃い色を帯びています。

陳皮って何?という方、日本の皆さんにはとうにおなじみです。七味唐辛子のラベルを見て下さい。内容表示にちゃんとのっています。

みかんの皮を乾燥させたもので、前述の両方のタイプに効果があります。体を温めて、熱を収め、せきを鎮め、痰を切り、吐き気を抑えるなどの効能があります。

風寒タイプに良いのは**生姜**。他項でも何回もとり上げています。温性で、脾胃を温め、解毒する効果があります。

風熱タイプには**胡椒**。熱性ですが、胃・大腸に入ることを重視しました。風熱タイプでは便通がスムーズにいかないと熱がなかなか下がりません。

「かぜにはビタミンC」。子どもでも口にします。**さつまいも**は1本で成人の1日必要量をまかなうほど豊富に含んでいます。しかも加熱しても壊れにくく、さまざまな調理法に対応できます。便通を促す効果があるのはもうご存じでしょう。

デザートには**葛切り**はいかが。日本でよく知られている漢方薬といえば一、二に葛根湯が挙がるでしょう。葛根は退熱、つまり熱を下げたり、脾胃に入って下痢を抑えたりする効能があります。葛切りは葛の粉を煮て固め、細く切ったものです。黒蜜をかけて食べるとおいしいですね。

周りに年中かぜを引いているような方がいらっしゃいませんか。明らかに気の防衛機能が衰えています。かぜは年間を通じての邪気との闘いです。五臓をいたわり、体を壮健にして下さい。

最後に、いまや国民病とも言える花粉症に触れたいと思います。

20〜30年ぐらい前まで、「花粉症」「アレルギー性鼻炎」などという言葉が広く知られるまでは、春になって暖かくなったのに鼻かぜなんか引いちゃって、と思う方も多かったでしょう。

杉やブタクサなどが悪者扱いされていますが、やはり過敏な反応を示す人間の側の体の変化に注意を払わなければ発症する人は増えるばかりでしょう。

花粉症に関して、私が見たところ気になる点は2つあります。

格差社会と言われながら、ある程度以上の生活をしている方々は、慢性過食状態にあるとも言えます。食べる時間も不規則であれば、脾胃は衰え、後天のエネルギーを生み出す力は弱り、体が冷えやすくなって寒の邪気が侵入しやすく、鼻水やくしゃみが出やすくなります。

子どもができないご夫婦が増えていることからもわかるように、先天的なエネルギーの運用をつかさどる腎の力も衰えています。下部にある腎の気が上らないと、心熱が上がるばかりでバランスがとれず、鼻詰まりを起こしやすく、目の充血、かゆみも招きます。

薬局で買える内服薬、点鼻薬は即効性はありますが、対症療法にすぎません。本書の「胃の不調」などの項も参照しながら、内面からの改善を目指して下さい。

COLUMN 1

四季の食養生

季節の運行のリズムと環境や人体の変化に合わせ、旬の食べ物をバランスよく摂る――それが食養生の基本です。ここでは四季それぞれの特徴を簡単に述べ、摂るに適した食材の一部をご紹介します。

春

陽気が強くなり、万物が生まれる「生」の季節です。早い時期には病気も再発しやすくなります。

この時期には6種の邪気のうち風邪《ふうじゃ》が侵入しやすく、風邪は表面・上部を襲うという性質があります。そのため、「解表」という効能を持つ食材が勧められます。（薄荷、香

菜、しそ、ねぎ、生姜〕

五臓のうち肝が属する季節でもあります。肝は気血を全身に巡らせる疎泄の働きを持ちますが、気が滞る肝鬱の状態にならないように気をつけなければなりません。肝の不調は脾胃にも影響します。〔玫瑰花《まいかいか》〕

また、肝の重要な役割は血を蔵するというものです。肝の血を補い養う食材も必要です。〔はと麦、粟《あわ》、とうもろこし、あずき、落花生、やまのいも、じゃがいも、人参、キャベツ、ほうれん草、セロリ、なずな、えんどう豆、いんげん豆、いちじく、ごま、豚レバー、いか〕

夏

万物が著しく成長する「長」の季節で、暑邪に襲われる時期です。

熱を抑える清熱の効能を持つ涼性の食材を摂る必要があります。ただし、冷たいものや生ものを摂り過ぎると湿が体内に停滞し、秋になって下痢をしたり何らかの疾患を発しやすいので気をつけなければなりません。〔粟、そば、緑豆、すいか、きゅうり、トマト、レタス、春菊、しいたけ、まこも茸、バナナ、キウイ、牛肉、鮒《ふな》〕

発汗によって水分が失われると、血の循環も障害され、夏に属する心の負担が大きくなります。心の機能低下はイライラなどの精神的な不安定につながりますので、養神の効能を持つ食材もお勧めです。〔小麦、蓮根、はすの実、百合根〕

秋

陰気が優勢になり、万物が「収」蔵する季節です。

乾燥しやすく、せきやぜん息が出やすいので、この季節に属する肺を潤し、温めることが必要です。〔米、豆腐、生姜、人参、大根、白きくらげ、くるみ、銀杏《ぎんなん》、りんご、みかん、ぶどう、びわ、棗、さんざし、桑の実、羅漢菓〕

冬

万物が閉「蔵」する寒の季節です。

温性の食材で体を温める必要があります。身を養うのに最適の時期で、とくに冬に属する腎の精気を補うことに努めましょう。運動は低下しがちですが、四肢百骸を動かすことで寒邪に対抗できます。〔米、黒豆、豆腐、じゃがいも、白菜、玉ねぎ、人参、にら、にんにく、百合根、しめじ、くるみ、柿、栗、棗、松の実、くこの実、竜眼、羊肉、えび〕

第4章

女性と中高年のための「食べ合わせ」

生理痛・生理不順

チンゲン菜＋鶏肉

血の滞りを解消、温涼のバランスも抜群

人体にはさまざまなリズム、サイクルが存在します。呼吸、脈拍、脳波……。中医学にも何時から何時の間にはどの経絡の流れが盛んになるという「子午《しご》流注《るちゅう》」という考え方があります。西洋医学でもしばらく前から注目されるようになった時間治療学に通じるような見方です。私の祖母も患者さんに対し、あなたはどこどこの病気だから何時ごろいらっしゃいなどと言っていたものです。

さて、女性にあって男性にない人体のサイクルと言えば、そう、月経（生理）ですね。しばらく前から出生率の低下が憂慮されていますが、晩婚傾向や子供を持つ母親を支える体制の不備よりも、私は日本の若い女性の多くが月経に伴う異常が現れやすい、そして、婦人病につながりやすい、子どもができにくい状態になってしまったことを案じています。

月経に伴う異常は、出現する時期から見ると大きくふたつに分けられます。イライラ、頭痛、むくみなどが月経の数日前から月経開始まで続くのが月経前症候群で、ホルモンの分泌に関わると考えられていますが、いまだはっきりした原因は不明です。月経が始まってから頭痛、腰痛、下腹痛、悪心、倦怠感などの諸症状を伴う症候群が月経困難症で、そのうち腰痛、下腹痛、骨盤痛などをあわせて一般に生理痛と呼びます。月経困難症はさらに、器質の変化は見られないけれども子宮の異常収縮によるとされる機能的なものと、子宮筋腫、子宮内膜症などによる器質的なものがあります。

中医学では月経に伴う不快症状を7タイプに分けます。そのうちとくに生理中に腹痛などが著しい2タイプは、生理の周期、期間、出血の量などが不安定になる生理不順にもなりやすいと考えられています。各タイプを詳述するゆとりはありませんが、冷えが居座ってしまった状態、気血が虚している状態は婦人病や不妊症にもつながりますので、その改善に役立つような食養生をご紹介します。

まずは、日本で最もよく知られている中国野菜と思われる**チンゲン菜**を使ったものから――

〈チンゲン菜のそぼろ炒め〉

材料：チンゲン菜…1株、鶏挽き肉…50グラム、春雨…10グラム、玉ねぎ…¼個、生姜…1かけ、片栗粉…大さじ1、砂糖…少々、紅花油…大さじ2、紹興酒…小さじ1、しょうゆ…大さじ1

作り方：

①チンゲン菜は斜めそぎ切りにし、玉ねぎは薄切り、生姜はせん切りにする。
②鶏挽き肉は紹興酒、片栗粉、砂糖と混ぜ合わせておく。
③春雨は6～7センチに切ってゆで、冷水にさらしてから水気を切っておく。
④中華鍋を熱して紅花油を入れ、玉ねぎと生姜を炒め、玉ねぎがしんなりしたら②を加えてさらに炒める。
⑤チンゲン菜を加えて2～3分炒め、春雨を加え、しょうゆで調味する。

チンゲン菜には胃腸を整え、とくに女性の血行障害を改善する作用があります。調理上の注意は、ビタミンCを壊さないように手早く炒めることです。

ちなみに、チンゲン菜はアブラナ科に属しますが、**菜の花**はとくに月経前症候群に有効です。春季の切り札としてぜひ頭にとどめておいて下さい。

鶏肉には、胃腸を温めてその機能を高め、気血を補い、さらに中医学では生命力の源とも言える腎の働きを回復させます。中国では、昔から産後に勧められる食材でした。

また、鶏肉の性は温なので、冷え性の人には摂りすぎを戒められているチンゲン菜の涼とうまくバランスをとることになります。

春雨も中国料理のよく知られた食材のひとつですね。最近はいも類のでんぷんから作ることが多くなりましたが、もともとは**緑豆**の粉から作るもので、原材料の表示を見て緑豆から製造したものがあればそちらを買うことを勧めます。緑豆は非常に解毒作用が強く、また、清熱効果もあるので暑気払いによく使われる食材です。

さらに、日本では世界中の料理を食べられますが、南欧で古くから香辛料、着色料、婦人薬として使われ、中国でも生薬として認められている食材をご紹介します。


〈サフラン風味魚介スープ〉

材料：いかの胴…1杯分、白身魚…50グラム、セロリ…½本、生姜…半かけ、サフラン…5本、パセリ…少々、塩…小さじ1、胡椒…少々、ごま油…少々

作り方：

①いかは短冊に、白身魚は適当な大きさに切っておく。セロリは細切り、生姜はせん切りにする。サフランは湯50ccに漬けて戻しておく。

②鍋に水カップ2と生姜、サフランを入れ、いか、白身魚、セロリを加え煮立てる。

③煮立ったらさらに弱火で6~7分煮て、塩、胡椒で調味する。みじん切りにしたパセリとごま油を振りかける。

もともとは薬用に使う花柱上部を指す名称だった**サフラン**は、パエリヤ、ブイヤベースなどの地中海料理でおなじみですね。中医学では番紅花と名がついています。紅花同様、瘀血《おけつ》を解消し、経絡の通りを良くする作用を持ちますが、その働きは紅花より強いとされています。

また、**いか**は肝と腎を補い、補気血にすぐれるため、中国の食養生では生理不順などによく用いられ、一方、豊富に含まれるタウリンが肝臓の解毒機能を高めるなど、現代

栄養学の観点からも評価されています。タウリンを売り物にした栄養ドリンクがあることからもわかるように、いかを使った料理は上戸の方にもお勧めできます。サフランとの組み合わせで、気血を補い、通りを良くする相乗効果が望めると言えるでしょう。ついでに付け加えれば、いか墨も血行を良くする作用が知られています。地中海料理を楽しむなら、**いか墨スパゲッティ**などもどうぞ。

お気づきと思いますが、この項に挙げた2つのレシピにはどちらも**生姜**が含まれています。日本でも冷えを解消する食材としてずいぶん人気が高まりました。温中つまり胃腸を温め、寒気を払う散寒作用のある生姜をすりおろし、同様の効能を持つ黒砂糖を適量加えてお湯を注ぐだけでできる生姜湯を愛用の飲料とすれば、きっと体質改善にも役立つでしょう。

最後に、生理中の注意をいくつか。

にんにくを食べすぎると血が臭くなり、あんずや梅干しを摂りすぎると出血量が増えると言われます。生理中はシャワーぐらいで済ませた方がいいでしょう。体を温めようと思って浴槽に浸かると、出血量が増えたりするので逆効果です。また、生理用品経由で細菌に感染し、尿道炎や内膜炎になりやすいのでご注意下さい。

貧血

ほうれん草＋黒きくらげ

鉄分補給の強力コンビ

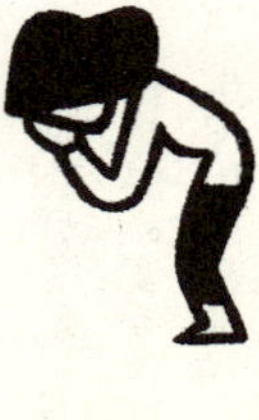

スタイルのいい女性が街をさっそうと闊歩していると同性の私もつい見とれてしまいます。でも、中には顔色、肌の色の悪い方もけっこういます。ダイエットに熱心なのはいいのですが、食のバランスを欠いて貧血になってしまっては元も子もありません。あくまで健康美を目指して下さい。

貧血は、重度になると皮膚蒼白だけでなく、頭痛や耳鳴り、めまい、不眠、倦怠感なども伴い、妊婦は流産や死産に至ることもあります。

貧血とは、赤血球にあって各組織への酸素供給という重要な働きを担うヘモグロビンが減少した状態です。ヘモグロビンは、鉄を含む色素ヘムとたんぱく質グロビンからできています。

赤血球は日々産生と破壊を繰り返していますが、簡単に言えば、貧血が起こるのはその均衡が崩れるためと言えるでしょう。

たとえば、鉄分が不足するとヘモグロビンが順調に形成されなくなります。急激な成長や偏食などが原因になりますし、消化器の疾患や痔などによる不時の出血も鉄分不足を招きます。生理や妊娠、出産を経験する女性は男性より貧血になる傾向が高いと言えます。これらの鉄分不足が引き起こすものが鉄欠乏性貧血です。

その他、赤血球が壊れやすくヘモグロビンが溶出する溶血性貧血、ビタミンB_{12}や葉酸の不足により骨髄での血球産生が阻害される悪性貧血、骨髄の造血幹細胞の働きが悪く、血液がよく作れない再生不良性貧血などがあります。

原因によって治療法は異なりますが、ここではもっとも日常的で食の改善が大きな効果をもたらす鉄欠乏性貧血を対象とします。

中医学ではどう考えているかというと、2章に書きましたように、消化をつかさどる脾胃によって摂取した飲食物は水穀の精微に変わり、これが血の原料のひとつとなります。したがって、脾胃の機能が低下すると、血は充分に生成されません。蔵血作用のある肝、血液循環を主宰する心も深く関わります。

また、気と血は持ちつ持たれつの関係にあり、「気は血の帥、血は気の母」と言います。すなわち、気の運行の異常も血の運行の異常に直結します。

貧血というと「**レバー**を食べたら」と子供の頃から言われてきた方も多いのではないでしょうか。

〈人参猪肝湯〉

材料：豚レバー…200グラム、黒きくらげ…1グラム、ほうれん草…100グラム、長ねぎ…¼本、人参…½本、生姜…1かけ、塩…少々

作り方：

①豚のレバーを薄く切り、人参、生姜を刻み、長ねぎを1センチ幅ぐらいに切る。
②黒きくらげは3時間ほど水で戻しておく。
③水800ccで①を30分煮る。
④水で戻した黒きくらげを③に入れ、さらにほうれん草を加えて5分煮てから、火を止めて塩で調味する。

豚レバーが肝の機能を高め、補血作用があることは容易に想像がつくでしょう。ついでに言えば、肝とつながる目の機能回復にも役立ちます。ちょっと一杯と立ち寄った焼鳥屋で鶏レバーをつまみにしていただいてもけっこうです。

鉄分を補う野菜のナンバーワンは何と言っても**ほうれん草**です。鉄分の吸収を助けるビタミンCや造血に関わる葉酸などにも富むため、貧血にはうってつけです。ゆでたり炒めたり煮込んだりとさまざまな調理法に対応します。ですから、あっさりとしたおひたしも捨て難いものの、一手加えて、たとえば補気補血の作用がある卵と組み合わせ、ほうれん草入り卵焼きを作る、韓国料理のチヂミに加える、シチューに入れて煮込むなど活用して下さい。

人参などの緑黄色野菜は抗酸化作用、抗がん作用があるとされるβ‐カロテンが豊富ですから積極的にとりましょう。ちなみに、人参は根茎より葉の部分に鉄分がより含まれています。「まるごと」食するというのも薬膳の智恵のひとつです。

中国料理でよく使われる食材ながら、日本ではどうも軽視されがちなのが**黒きくらげ**です。焼きそばや炒めものなどに入っている黒きくらげを、得体が知れないとわざわざつまみ出してよけている方もいます。あっ、もったいないといつも思います。黒きくらげは鉄分を多く含み、中国では「鉄之冠」の別称があります。ビタミンやカルシウムも豊富に含み、私が積極的にお勧めする食材のひとつです。涼血止血、つまり熱をとり、出血を防ぐ働きがあります。注意点がひとつ。作り方にあるように必ず水で戻すこと。お湯で戻すと栄養分が壊れてしまいます。

さて、ご自宅でビールを飲む時も、あるいはビヤガーデンで仲間と騒ぎながら飲む時も、**落花生**は乾きもののつまみの定番上位に入るのではないでしょうか。貧血の方は、ひょっとしたら捨ててしまうかもしれない薄皮に注目して下さい。

〈紅衣茶〉

材料：落花生の薄皮…2グラム、黒砂糖…少々

作り方：薄皮を適量の水で煮て、黒砂糖を入れて飲みます。

落花生の薄皮は造血作用があり、中医学ではこの薄皮を紅衣と呼び、造血剤の原料としています。もちろん落花生の実そのものも、補血養血、補脾止血の効能を持つすぐれ

た食材です。

私は酢大豆ならぬ酢落花生をよく作ります。薄皮つきの落花生を米酢に一晩漬けるだけの簡単なものですが、酢は健胃作用があるだけでなく、鉄分の吸収を助けるので、相乗効果があります。

最後に、貧血に関わる食養生の智恵をふたつばかり。

○鍋、フライパン、包丁などの調理器具は鉄製のものをお勧めします。鉄分の吸収率を高めます。

○緑茶、紅茶、烏龍茶《ウーロン》、普洱茶《プーアル》は飲みすぎないようにご注意を。含まれるタンニンが鉄分の吸収を妨げます。麦茶は可です。

更年期障害・骨粗鬆症

牡蠣＋しいたけ

ホルモンを調節して人生の秋を乗り切る

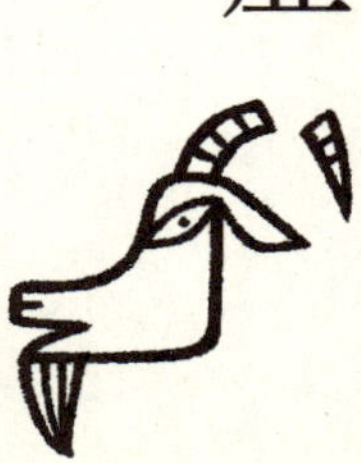

女性の宿命とも言えるでしょう。更年期障害は、エストロゲン（女性ホルモン）が急に減少することで自律神経失調などが起こり、閉経期前後に見られる一連の症状で、その現われ方は個人差が非常に大きいと言えます。多種多様な症状を列挙すると、ホットフラッシュ（急なのぼせとほてり）、発汗、動悸、記憶力低下、不眠、憂鬱感、イライラ、頭痛、肩こり、腰痛、食欲不振、便秘等々。

中医学では腎精（気）の衰退が主要な原因と考えます。腎精は両親から与えられたいわば先天的エネルギーで腎に蓄えられ、飲食物のエッセンスである水穀の精微によって補填されて生命活動を維持します。女性は二七の14歳で天癸（ホルモン）が満ちて月経が始まり、以後7年周期で大きな変化が現われ、七七の49歳で腎気が衰えて閉経するとされます。これに対して、男性は8年周期で変化が起こり、八八の64歳で腎気が衰えるとしています。ちなみに、更年期障害は少ないながら男性にも見られます。

人生の晩秋期を乗り切るために、完全食品と言われる牛乳のように栄養価が高くバランスが取れていることから「海のミルク」と言われる**牡蠣**《かき》で食養生のメニューを組み立ててみましょう。

〈牡蠣としいたけのスープ〉

材料：牡蠣…約50グラム、ほうれん草…¼束、しいたけ…2個、生姜…1かけ、ごま油…小さじ1、塩…小さじ1

作り方：

①牡蠣は水洗いし、水気を切る。ほうれん草は5センチほどの長さに切る。しいたけは石突きを取り、そぎ切りにする。生姜はせん切りにする。
②鍋に水2カップを入れて沸かし、しいたけ、生姜を入れて弱火で20分煮る。
③牡蠣を加えて10分煮て、ほうれん草を加えてごま油と塩で調味する。

牡蠣は中医学の観点から言うと、肝・脾・腎に入り、血行を調えのぼせを解消する滋陰養血、精神を安定させる寧心安神、腫塊を小さくして解毒する散結解毒、発汗や遺精を抑える収斂固渋などの効能があります。

栄養分の面から見ると、骨の主成分でホルモン分泌、酵素の活動、神経・筋の興奮などに関わるカルシウム、めまいなどを起こす貧血状態を防ぐ鉄分、酵素の合成に欠かせない亜鉛などのミネラル、ビタミンB群や抗老化作用のあるビタミンE、うま味成分でたんぱく質の組成に欠かせないアミノ酸、肝機能を高め、血糖値の維持に関わるグリコーゲンなどを含み、「海の完全食品」の観があります。

日本では、鍋、フライ、生食が多いでしょうか。欧米のようにオイスターバーも見られるようになりましたね。

ほうれん草は、よく知られるように鉄分が多く含まれ貧血に良いのですが、ビタミンCを併せて摂ると鉄分の吸収率は高まります。

しいたけは、補中益気、つまり胃腸を守り気の流れを高める働きがあります。生しいたけと干ししいたけがありますが、後者の方がビタミンDが多く、カルシウムの吸収を助けます。

また、日本でもぼちぼち見られるようになった食品ですが、中国でよく使われている**豆苗**《とうみょう》もお勧めできます。えんどう豆の新芽で、カルシウム、鉄分とも含有量はほうれん草を大きく上回り、ビタミンCも豊富です。豆苗の炒め物は中国料理店に必ずと言っていいほどあるメニューですので、ご存じない方はお試し下さい。男性の精子を作るとも言われています。

エストロゲンは骨量の維持という重要な働きも持っています。そのため、閉経後は、骨の組成は変わらないながら骨量が減少し、骨に鬆《す》が入ったようになって骨折しやすくなります。それが骨粗鬆症です。

この項の食養生の具体例ではカルシウムの摂取にも注目してきましたが、先に挙げたレシピ、食材は骨粗鬆症に対処するものとしても有効です。

さらに有用な食材を付け加えるとしたら、腎を補い気を盛んにする補腎壮陽の効能がある**干しえび**、大豆加工食品である**豆腐**や**揚げ**です。大豆に含まれるイソフラボンはポリフェノール類の一種で女性ホルモン様の働きをし、「植物エストロゲン」とも言われています。大豆加工食品はいわば日本食の十八番でしょう。他にも**納豆、味噌、きなこ**などおなじみのものがありますね。女性は存分に活用して下さい。

ご承知のように、近年、骨粗鬆症は若い女性にも少なからず見られ、更年期障害も30代から始まるケースもあります。不適当な食事や運動不足といった生活習慣上の問題なのか、あるいは、ここにも環境汚染の影響がいつのまにか及んでいたのか、やまとなでしこの危機と私はひそかに案じているところです。

むくみ

冬瓜＋春雨

利尿効果抜群のペアで水分を排出

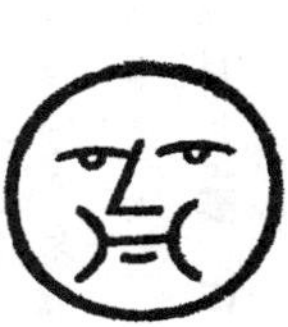

長時間のデスクワークや立ち仕事で足のむくみを訴える女性が相変わらずたくさんいらっしゃいます。私も中国では病院に勤務していましたから、立ちづくめの後の足のどうしようもなく重だるい感じが少しはわかります。血行を改善し、むくみも解消するというストッキングやサポーターが次々に開発され、それなりの売れ行きを示すゆえんでしょう。

むくみは、一定の姿勢のみならずホルモンバランスの崩れ、冷え、水分の摂り過ぎ、もちろん各種の疾患――腎炎やネフローゼ、心不全など――によっても起こります。これらの原因によって体液の循環が悪くなり、皮下組織に水分が貯留した状態です。当然足以外にも現われますが、朝に顔がむくんだりまぶたがはれたり、手足がむくんだりする方は腎臓の働きが悪く、午後からひざ下がむくんでくる方は心臓や肝臓に問題がある可能性があります。

薬膳では、水分をさばくために利尿や発汗作用のあるものを中心にむくみ対策を考えます。

まずお勧めするのが**冬瓜**《トウガン》です。利尿作用が強く、体内の余分な熱を取って解毒効果もあり、中国では腎臓病や膀胱炎、糖尿病の食事療法によく使われています。冬瓜と聞いてキョトンとされる方も、中国料理のコースでよく蒸し物や炒め物に出される白い肉厚の野菜というとおわかりかもしれません。名前のとおりウリ科の野菜で収穫期は夏。ですから、ビールを飲み過ぎそうな方は忘れないで下さい。極めて水分が多く、絞り汁は渇きをうるおすにも最適です。

ビールのつまみなら**空豆**も忘れずに。健脾利湿つまり胃腸を丈夫にし、水分を排出する働きをするだけでなく、たんぱく質も豊富です。食材としての利用範囲は広く、冬瓜との相性も抜群。海産物も用いた蒸し物など想像するだけでつばが出てきます。

そうそう、つまみや肴では使われている香辛料や付け合わせの類にも注目。**生姜**、**にら**、**大葉**、**唐辛子**などは発汗をうながします。

冬瓜に合わせる食材として、たとえば緑豆のでんぷんから作った**春雨**があります。こちらも利尿・解毒作用にすぐれていることで知られます。難を言えば、どちらも涼性で体を冷やすことですが、ふだん冷え性気味の方は、生姜やになど体を温める食材を加えた炒め物などがいいかと思います。

以上の食材の一部を用いたレシピとして次のようなものはいかがでしょう。

〈冬瓜と春雨の炒め物〉

材料：冬瓜…¼個、春雨…10グラム、にら…¼束、生姜の薄切り…2枚、紅花油…大さじ1、しょうゆ…大さじ1、塩…少々、ごま油…少々

作り方：

①冬瓜は皮をむいて薄切りにし、湯通しして水気を切る。春雨は下ゆでして水にさらし、水気を切る。にらは1センチ幅にざく切りにする。

②生姜、しょうゆ、塩を混ぜ合わせる。

③中華鍋を熱して紅花油を入れ、②を入れて冬瓜を加える。

④ごま油と春雨を加えて炒め、皿に盛ってからにらを散らす。

さらに、涼性の冬瓜とバランスが取れる温性の食品で日本人が大好きなものに**えび**があります。えびは補腎にすぐれ、さらに造血作用がありいわゆる水毒も排出します。殻に含まれる多糖類のキチン・キトサンは健康食品でもおなじみ、生活習慣病の改善や抗老化の働きが期待されています。

最後にもうひとつ、日本の方が好む海の物をご紹介します。味噌汁の具などとしてポピュラーな**しじみ**です。しじみは肝・腎・肺に入り、利水作用と解毒作用を併せ持ちます。日本ではお酒を飲む方がよく勧められるようですが、良質のたんぱく質などを含み、糖尿病の食事療法にも適しています。

膀胱炎

あずき＋生姜

解毒・排毒に加えて体もポカポカ

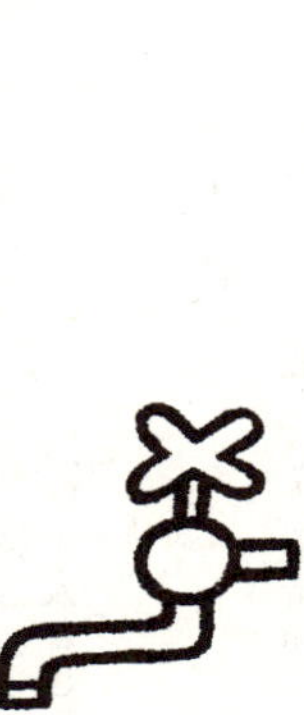

膀胱炎は女性がかかりやすい病気です。女性により多いのは、体の構造上、尿道が短く細菌が侵入しやすいという点が理由のひとつに挙げられます。

急に発症することが多く、頻尿や排尿痛があり、ひどくなると尿に血が混じったり発熱を伴ったりします。対処が遅れると腎盂炎を併発するおそれがありますから要注意です。

冷えや疲れ、ストレスなどによって細菌への抵抗力が弱ると発症する他、排尿をがまんすること、生理時の汚れや性交渉が原因となることもよくあります。

女性は、思春期に入って性行為を体験するようになると発症者が増え、その後、抵抗力がついて減りますが、加齢によって免疫力が低下するとまた増加します。

また、分娩から回復する産褥《さんじょく》期には外陰部が悪露《おろ》（この時期のおりもの）で汚れやすいため、注意が必要です。

原因となる細菌は大腸菌が多く、その他ブドウ球菌や連鎖球菌も原因となり、かつては結核菌の感染もよく見られました。

病院での治療は原因菌に対応する抗生物質の投与が中心になります。安静にして下腹を中心に体を温めることも必要です。また、水分をよく取って膀胱の細菌を尿で流すこと、外陰部周辺を清潔に保つことも求められます。

この項の食材としては、利尿・解毒作用にすぐれ、女性が好みそうな**あずき**をとり上げます。

〈あずき粥〉

材料：あずき…½カップ、米（うるち米）…¼カップ、生姜…1かけ、砂糖…大さじ1

作り方：

①あずきは一晩水に漬けておく。生姜はすりおろし、絞り汁を取る。

②土鍋にあずきと米、生姜の絞り汁、砂糖、水1リットルを入れ、弱火で約1時間煮る。

あずきは、漢方薬としては赤小豆《せきしょうず》と呼び、前述のように利水、解毒の効能がある他、消腫作用も強く、むくみの解消などにも適します。ついでに付け加えれば、できものの初期には粉末を水などと混ぜ合わせて外用にも使えます。近年、抗菌作用も確認されています。

お汁粉ふうに甘く煮るのも結構ですが、豆類は一般に消化不良になりがちなので、甘党の方はその点は要注意です。また、そのまま煎じて飲んでもけっこうですし、一晩水に漬けてからゆでて柔らかくしたものをサラダなどに加えれば、また違った趣向で小豆の効能を生かすことができます。

他項でも入れている**生姜**は体を温める作用があり、冷え解消に最適です。生姜については、生のしょうが（生姜《しょうきょう》）より乾燥させたしょうが（乾姜《かんきょう》）の方が温める作用が強く、こちらを使うのもいいでしょう。

中国の民間療法では、**ジャスミン茶**も利用されています。芳香が安静を助けますし、白砂糖を入れてたくさん飲用すると炎症を抑える効果があります。

ジャスミン茶や緑茶で外陰部周辺を洗うというのも、お茶の珍しい利用法です。

抜け毛・白髪

くるみ＋黒ごま

西太后の美の秘訣を活用

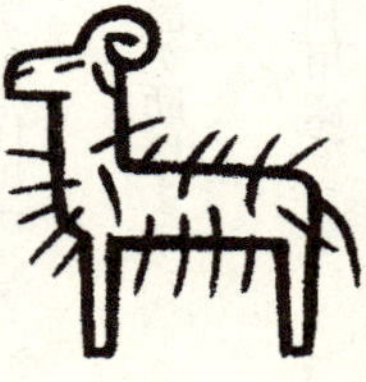

「髪は血余と呼ばれます」――うろ覚えですが、中医学の用語を使った育毛剤の広告を日本の雑誌でずいぶん前に見た記憶があります。

まさにその通りで、ですから頭部の血行不順は毛髪の栄養不足を招き、抜け毛に至ります。血行が悪くなる原因は冷えやストレス。ホルモンバランスの崩れや、それにも起因する皮脂の分泌異常でも髪は抜けます。枝毛は毛髪の先まで栄養が届かなくなったためで、起こる理由は抜け毛と同様です。

清朝末期に摂政として権勢をふるった西太后の若さの秘訣は、**くるみ**のお汁粉「胡桃酪」だったと言われます。まずはそのくるみに注目しましょう。

〈くるみ粥〉

材料：くるみ（殻なし）…3個分、もち米…50グラム、塩…少々

作り方：

①もち米は水洗いし、4時間ほど水に漬けておく。

②くるみは軽く砕き、フライパンで空炒りして色が変わったら取り出し、あら熱が取れたら塩を振っておく。

③土鍋に水2リットルを沸かし、もち米を入れて煮立ったら弱火にし、2時間炊く。

④粥が出来上がったらくるみを振りかける。

くるみは生命力の源である腎を補い、助陽すなわち冷えを解消し、気血の流通を促します。また、渋精といって精気を漏らさない力があるため、老化予防の妙薬とされ、腰やひざを強める、髪や肌にはりをもたせる効能が謳われてきました。良質のたんぱく質や脂質、ビタミンB群やEを含んでいるのもこういった効能を示すのにあずかっているでしょう。もちろん、次に述べる白髪対策にも役立つ食品です。

清朝の宮廷に出入りしていた満族の女性の子孫として、同じ美と健康を追求する者として、時代をさかのぼれるものなら西太后にお目にかかってみたいものだと思います。

余談ながら、薬膳の分野では人の臓を補うのに他の動物の同じ臓を用いる「以臓補臓」とともに「以形補形」という言葉もあります。くるみは何かに似ていると思いませんか。そう、脳です。くるみは頭をはっきりさせる補脳の働きも持つとされています。頭の内外を充実させる得難い食材なのです。

レシピには**もち米**を入れましたが、それは胃腸の機能を高める作用、温める作用がふつうのうるち米よりも強いためです。ただし、くるみは熱性の食材なので、もともと体に熱がこもるタイプの方はうるち米が適当でしょう。

このお粥には、**やまのいも**、あるいはそれを乾燥させた漢方薬である**山薬**《さんやく》を少々加えるのもOKです。強壮効果の高いやまのいもに含まれるムチンは、くるみのたんぱく質を吸収するのを助け、さらにコリンやサポニンが脂質の酸化とコレステロールの沈着を防ぎます。老化防止の強力なトリオとなるでしょう。味の調整に**生姜**を刻んで入れるのもいいかと思います。

白髪は一般に加齢によって色素であるメラニンの形成が毛根部で停止し、白くなるものですが、若白髪というのもありますね。こちらは熱証タイプの方がなりやすく、色素の細胞が活性化されずに髪が白くなるものです。

白髪も抜け毛と同様、腎の機能を高めることが必要ですが、さらに血を蔵して運行をつかさどる肝の働きを回復することも考えましょう。

それにうってつけなのが、不老長生の食品、仙人の食べ物と古来から言われてきた**ごま**です。ごまは肝腎を滋養し、血液不足による若年の白髪を改善するものとして昔から知られていました。日本では、コレステロールを減らし、抗酸化作用も持つ成分であるセサミンを使った健康食品が盛んに売られているようですね。

ごまを使った食品は実にたくさん作られていますが、なかでも**ごま豆腐**は、ごまの成分の吸収しやすさ、栄養価の高さを考えると非常にすぐれたものです。

便利な**ごまペースト**も販売されています。こちらははちみつなどとともにトーストにつけてはいかが。

ごまは食用として使われるのは黒ごまと白ごまが圧倒的に多いようですが、薬用とされているのは黒ごまの方です。どちらかを選べるなら黒ごまを使いましょう。

脂性肌・乾燥肌

かぶ+きゅうり

胃腸を調整して解毒、皮脂分泌も調える

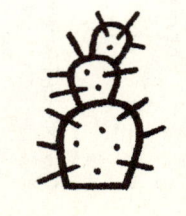

脂ぎった肌というのは、ビジネスの現場でも個人の交際についても良い第一印象を与えないと気にする方が多いようですね。顔で言えば、まゆの間や鼻・口の周囲、その他、頭、胸・背の中央、わきの下には皮脂腺が多く、皮膚科の分野では脂漏部位と呼ばれます。

中医学では、体内の熱、皮膚と密接な関係を持つ肺の働きが悪くなって皮脂分泌や皮膚呼吸がうまくいかなくなったこと、脾胃の機能低下で消化作用が衰えたことなどが原因と考えます。

脂性肌の方に私がいつも勧めるのは**かぶ**です。

〈かぶときゅうりのヘルシーサラダ〉

材料：かぶ（葉付き）…2個、きゅうり…1本、梨…½個、紅花油…大さじ1、ごま油…小さじ1、塩…小さじ1

作り方：

①かぶは縦半分に切ってから5ミリ幅に薄く切る。葉は3センチほどの長さに切る。
②中華鍋を熱して紅花油を入れ、かぶを炒め、しんなりしたら器にとって冷ます。
③きゅうりは斜め薄切りにし、油を少し振って水気を抑える。梨は皮と種を除いて薄切りにする。
④かぶが冷めたらきゅうりと梨をあわせ、塩とごま油で調味する。

かぶは脾・胃・肺・心に入り、胃腸の調子を調え、食積《しょくしゃく》を防ぎ、皮脂の分泌を調整します。食物繊維の働きで便秘にも効き、糖尿病の食事療法にも使うすぐれものです。頭が脂っぽい方には、かぶの絞り汁を塗るという外用の使い方も私はお勧めしています。よく洗って皮をむかずに調理する方がかぶの重要な皮下の部分を捨てずにすみます。各種のビタミンやミネラルを含むかぶの葉も利用して下さい。

スライスした**きゅうり**を顔にのせるきゅうりパックを試したことはおありですか。このような使い方をするのは、ほてりを鎮め、毛穴を引き締める収斂作用がきゅうりにあるからです。利尿作用もあり、豊富なカリウムによって血圧を下げる効果もあります。

このレシピは、かぶが胃腸を調えて解毒し、きゅうりがそれをすみやかに排毒する非常に良い組み合わせです。

梨も加えましたが、この寒性の果物は、やはり熱を鎮め、体内の脂質の代謝を促し、血行を良くし、かぶときゅうりの働きを支えます。

解毒については、私が薬膳講座などで必ずとり上げる食材をご紹介しましょう。それは**緑豆**です。以前は、緑豆もやしは知っていてもその元の緑豆を見たことがないという日本の方もけっこういらっしゃいましたが、薬膳が広まってくるにつれて扱う店も増えてきたように思います。

解毒・利尿作用とともに、熱をおさえる作用も大変すぐれ、とくに夏場に欠かせない食材です。スープなどに入れてもよし、緑豆粥として食してもよし。あるいは、砂糖を加えて煮てお汁粉ふうに仕立ててもけっこうです。こちらは熱いままでも冷やしてもおいしくいただけ、私の教室でも好評です。にきびや吹き出物にも多くの場合、有効です。

知らなかったという方はぜひ味わってみて下さい。

一方、エアコンの効いた密閉した室内のような環境や老化などによって皮脂の分泌が不充分となった状態が乾燥肌です。以前より皮膚のかゆみを訴えるご老人が多くなっているような印象もあります。また、乾燥肌はしわの原因にもなりますから年齢を問わず美容上の大敵とも言えるでしょう。乾燥肌対策には、体を温めて血行を良くし、発汗や皮脂の分泌を正常に戻す必要があります。

乾燥肌の方向けの食材として**鶏肉の手羽**はいかがでしょうか。鶏肉は、温中つまり脾胃を温め、その機能を高め、気血を補う作用があります。

さらに、手羽をあえて選んだのは、豊富なコラーゲンに加えてヒアルロン酸を含んでいるからです。コラーゲンは肌につやと張りを持たせてしわを防ぎ、関節炎などにも効き、一方、ヒアルロン酸は肌に充分な潤いを与えます。高いお金を出してこれらを使った健康食品を購入したり注射を打ったりする必要はありません。

骨付きの手羽肉は煮込みやスープなどでエキスまでしっかりいただきましょう。調理の際には、**栗**をあわせて煮込むことをご提案します。栗はそれ自体、脾胃・腎を補い、筋肉や関節を丈夫にして老化防止にもよいと言われますが、栗に含まれるビタミンCが熱に強いため、鶏肉のコラーゲンの働きを高めることにもなるのです。

日本では手羽肉は焼鳥屋さんなどでほおばり、栗は甘栗や栗ご飯などとして食べることが多いかと思いますが、中国ふうのこの組み合わせも、薬膳としての作用、風味ともにすばらしいものを持っています。

アトピー性皮膚炎

蓮根＋白きくらげ

熱をとり、血液を浄化して皮膚につや

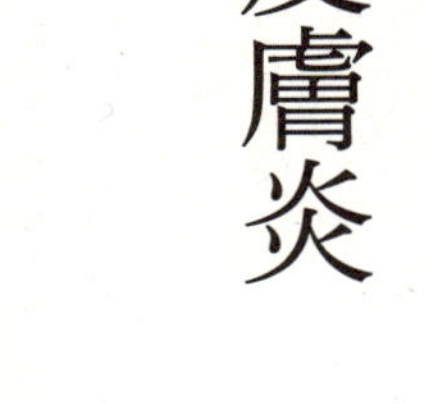

私の教室には、病院をいくつも回っても一進一退を繰り返すばかりのようなアトピー性皮膚炎の方がしばしば相談に訪れます。仕事も何も手につかず、自ら命を絶つことも頭をよぎるほど苦しんでいる人を見るにつけ、こちらも胸が痛みますが、祖母やその他の師から教わった食事療法を中心とした対処法で顕著な効果を挙げることもしばしばあるため、とくに一項目として立てました。

アトピーについてはテレビや書籍、雑誌などからあふれるほどの情報が流されていますから、ここでは症状の説明などは致しません。現代西洋医学でも中医学でも、まだ発症機序は解明されていず、「アトピー」は「奇妙なこと」を意味するギリシャ語に由来するそうですが、まさに「奇妙な」ままです。

相談にみえる方々を見て、私がポイントと考えることは、清熱、潤燥、解毒、安神です。

アトピーの方は体内に熱がこもるタイプが多いように見受けられるので、よけいな熱を取る必要があります。

また、表面がじくじくしているように見えても基本的に肌は正常な方と比べると乾燥しているので、体を潤す食品を摂ること、良質の水を多めに飲むことを勧めます。水を飲むことは解毒にもつながります。祖母は解毒の必要性を口が酸っぱくなるほど説いていましたが、アトピーの方にはとくに積極的な解毒が必要で、便秘などは大敵です。皮膚をつかさどる肺と臓腑のペアとして対応するのは大腸で、中医学では両者は密接な関係にあると考えます。

さらに、たとえば失業や離婚など精神的に揺さぶられるような経験をするとアトピーは一気に悪化します。イライラを解消し、ゆったりとした気持ちになれるよう、食に限らず音楽、アロマテラピーなども活用して下さい。

以下、症状を緩和し、少しでも体質を変えることに役立つようなレシピを2つご紹介します。

〈蓮根と豚肉の炒めもの〉

材料：蓮根…½節、豚薄切り肉…50グラム、花椒…約10粒、紅花油…大さじ3、しょうゆ…大さじ1、酢…小さじ1、塩…小さじ1、ごま油…少々、砂糖…少々

作り方：

①蓮根は皮をむき、そぎ切りにしてボウルに入れた水に漬ける。豚肉は4～5センチ幅に切る。

②蓮根を取り出して酢と合わせ、ボウルの上澄みを捨てて底に沈殿した蓮根のでんぷん質と豚肉を混ぜ合わせる。

③中華鍋を熱して紅花油大さじ2を入れ、花椒を加え、香りを移して焦げる前に取り出す。

④残りの紅花油を入れて豚肉を炒めて取り出す。

⑤蓮根を入れて炒め、しょうゆと砂糖、炒めた豚肉を入れて混ぜ合わせ、塩で調味し、仕上げにごま油を振る。

〈蓮根の雪白湯〉

材料：蓮根…½節、白きくらげ…30グラム、くこの実…少々、氷砂糖…50グラム

作り方：

①蓮根は皮をむき、薄切りにして水に漬ける。白きくらげは水で戻し、根元を除く。くこの実は水に漬けておく。
②鍋に水500ccを沸かして白きくらげを入れ、柔らかくなったら蓮根を加える。
③蓮根が透き通ったら氷砂糖を加え、それが溶けるまで煮る。
④器に盛り、くこの実を散らす。

寒の性を持つ**蓮根**は、体の熱を取り、血行を良くして皮膚の新陳代謝を助けます。中国では昔から、蓮根をすりおろした蓮根パックは美肌・美白効果があり、湿疹にも効くと言われてきました。また、蓮根を洗った水で顔を洗うと肌がきれいになるともされています。

白きくらげは、その色合いから「銀耳」とも呼ばれ、かつては野生のものしかなく貴族たちが山海の珍味のひとつとして珍重していました。肺・胃・腎に入り、体を潤し、

血液を浄化して蓮根の作用を助けます。生理痛や生理不順、更年期障害の方にもお勧めできます。

豚肉には、潤燥潤肌の効能がある他、便通を良くします。豚肉のたんぱく質と蓮根のビタミンC、鉄分で造血効果も望めます。

ごま油は、塗ることでも肌の荒れやかゆみを抑えます。

また、びわの葉を煎じた**びわ茶**は、アトピー性皮膚炎だけでなくぜん息にも効果があります。水分補給に役立てて下さい。

最後に、蓮根はすの地下茎ですが、**蓮子**（はすの実）も有用で、イライラを鎮める安神作用があります。砂糖をまぶし、お茶うけに用いられるような製品も売っていますが、一晩水に漬けておいてから、先の雪白湯に加えていただいてもけっこうです。

COLUMN
2
調味料・香辛料のちょっと気のきいた《スパイシー》話

和食の調味の基本は「さしすせそ」、入れるのもこの順で——料理学校で一から学ぼうという方は誰もが習うでしょう。でも、味の調え方は習っても、調味料が体に対してどのような効能を持つかはそれほど習わないのでは？

砂糖：白砂糖・黒砂糖・氷砂糖は効能が若干異なります。

白砂糖は、肺を潤し、せきを止め、痰を切り、さらに、膀胱炎、尿道炎、頻尿、血尿などの改善に効果があります。炎症を抑える働きにすぐれ、私は教室でも口内炎になった方には白砂糖を口に含むことをお勧めしています。

黒砂糖は、脾胃を温め、痛みを止め、腫れを抑える作用があります。造血・活血・養血の働きがあり、生理痛や貧血、不眠にも効果があります。生姜をすりおろし、黒砂糖を加え、お湯を入れて飲む生姜湯は冷え性で生理痛などに悩む女性には最適です。

氷砂糖は白砂糖と効能が似ていますが、さらに気を補い、解毒作用もあり、美容にもよろしいでしょう。

塩：調味のことを塩加減とも言うぐらいですから重要な調味料ですね。高血圧や腎臓病の悪化などを招くと塩分の摂り過ぎに注意するよう盛んに言われていますが、逆に足りないとめまいなどを起こします。中医学の観点からすれば、清熱、解毒といった効能があります。

酢：健胃作用によって食積《しょくしゃく》を解消する、収斂作用によって下痢を抑える、血行を良くする、腫塊を柔らかくするなどの働きがあります。私はとくに冬場や春先などに、鍋を空焼きして酢を数滴たらす蒸散法をよく紹介します。強烈なにおいが立ち込めますが、住環境を殺菌し、鼻やのどを保護するのに役立ちます。

しょうゆ：外国に行くと日本人はしょうゆのにおいがするなどと言われたことはありませんか。日本独特のすぐれた調味料で、いまや海外でも広く使われていますね。毒物を誤飲した時にしょうゆを飲んで吐き出させることがありますが、解毒、解熱、下痢止めといった働きがあります。

味噌：これも日本が誇れる発酵食品で、江戸、京、仙台等々、各地で個性豊かなさまざまな味噌が作られてきました。脾胃を守り、体に潤いを与え、利尿効果もある他、解毒作用もあります。肉や魚の調理に味噌を使うのは、臭みを消すだけでなく、毒消しの目的もあることはご存じでしょう。ただし、しょうゆとともに使い過ぎて塩分を過剰に摂ることにはご注意を。

さて、中国の食品が身近になってきたのに伴い、中国の香辛料もおなじみになってきました。中でも「五香粉」は揚げ物などによく用いられ、日本の複数の食品メーカーが発売しています。名前の通り、次のような複数の香辛料を含んでいます。

茴香《ういきょう》（フェンネル。薬名は小茴香）：芳香が強く、温中理気すなわち腹部を温めて気の通りを調え、生理痛や胃痛を抑え、食欲不振を改善する効能があります。

丁香（クローブ）：日本では丁字《ちょうじ》（子）という呼び名の方が一般的でしょうか。やはり芳香性の香辛料で、温中理気の他、降逆すなわちおう吐を抑える働きがあります。

肉桂（シナモン。別名は桂皮）：温補腎陽すなわち腎の陽気を補い、冷え性、頻尿、遺精などを改善します。また、寒気を払い、生理痛や胃痛を和らげ、おう吐・下痢を抑える作用があります。

八角（スターアニス。薬名は大茴香）：効能は小茴香の方がすぐれています。肉の臭みや毒を消すので、たとえば東坡肉（豚の角煮）などの調理には欠かせません。八角の成分が新型インフルエンザの治療薬タミフルの合成に用いられ、一時期は中国の市場でも値が高騰しました。しかし、八角を食べてそのままインフルエンザ予防になるわけではありません、念のため。

陳皮・花椒：陳皮は3章「かぜ」の項をご覧下さい。四川料理でよく使われることから蜀椒とも言われる花椒も3章以下の複数の項目でとり上げています。

「五香」といっても厳密にこの5種でなければならないという決まりはなく、前述の香辛料から適宜5、6種用いるようです。

また、中国ではよく「十三香」といい、和食よりもひんぱんに香辛料を用います。私も餃子作りの際などには欠かせません。前述の6種から陳皮を除き、次の8種を加えて「十三香」となります。簡単にご紹介します。

胡椒：これは説明の必要はないでしょう。大航海時代にヨーロッパに盛んに運ばれた荷のひとつです。温中止痛の効能があり、冷えによる胃痛や腹痛、おう吐や下痢、食欲不振に効果があります。

生姜：これもおなじみですね。３章以下のレシピに何回も登場します。ご参照下さい。

高良姜《こうりょうきょう》（別名は良姜）：生姜の仲間です。とくに胃の寒気を散じる効果があります。

肉豆蔲《にくずく》：収斂作用があり、渋腸止瀉すなわち便の漏れを防ぎ、下痢を抑える働きが非常にすぐれています。また、温中行気すなわち脾胃を温め気の疎通を図り、食欲不振、腹部膨満感を解消します。

砂仁：以下の２種とともに、湿の停滞を除く作用にすぐれています。胃のもたれや痛み、呑酸といった症状を改善します。また、行気安胎といってひどいつわりを改善し、流産を防ぐ働きもあります。

白豆蔲《びゃくずく》：砂仁より湿を除く作用は弱い一方、おう吐を抑える働きにすぐれています。

草果：脾胃の寒気が強い場合に起こる痛みや下痢、おう吐、食欲不振を改善します。

甘草（リコリス）：せき止めのキャンディーなどに使われていますから、これもおなじみでしょう。脾と心に働き、食欲不振、筋肉のけいれん、動悸などを改善し、精神を安定させる作用もあります。

以上の説明を読んでおわかりのように、イコール漢方薬と言える香辛料ばかりです。風味を良くするために、さらに食材の働きを補って心身の状態を上向かせるためにもぜひお試し下さい。

第5章

生活習慣病を改善する「食べ合わせ」

糖尿病

たけのこ＋苦瓜

熱を抑えて、水分代謝をコントロール

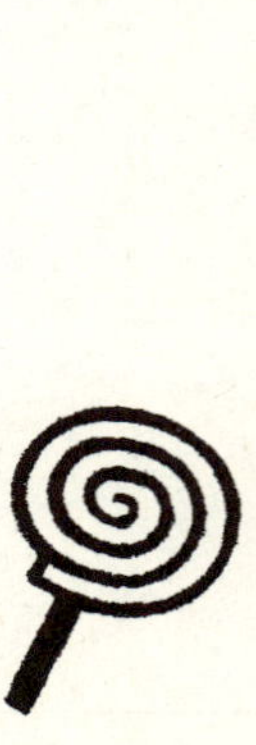

生活習慣病の筆頭に挙がるのはやはりこの病気でしょう。現在の日本では対策に重点的に取り組むべき5大疾病のひとつに挙げられ、精神疾患を除く身体的疾患の中で患者数は最も多くなっています。平成23年版の厚生労働白書によれば、糖尿病が強く疑われる人は約８９０万人、その可能性を否定できない人は約１３２０万人に上り、予備軍を加えれば数千万人になるでしょう。日本はまさに糖尿病列島の観があります。

中国でも経済発展に伴い、とくに大都市部では食が豊富になり、一方では競争の激化によるストレスの増大や運動不足などにより、糖尿病をはじめとする生活習慣病の増加や子どもの肥満が問題になっています。

糖尿病は、膵臓から分泌されるホルモンであるインスリンが不足したり作用が阻害さ

れたりして高血糖を持続的に示す代謝異常です。

現在の分類基準によれば、若年層に多く見られ、おそらくは自己免疫の異常によりインスリンを分泌する膵臓の細胞が破壊されて急に発症し、インスリン投与が必須となった1型、中年以降に多く見られ、経過は往々にして緩慢で、食事・運動・血糖降下薬等によるコントロールが有効な2型、さらに、遺伝子異常によるものや妊娠糖尿病に分かれます。糖尿病患者の大多数は2型で、遺伝性が濃く、肥満、運動不足、過食、ストレス、加齢などのまさに生活習慣に根差す条件が加わって発症すると考えられています。

口渇・多飲・多尿・全身倦怠などがよく見られますが、怖いのは合併症の併発で、いわゆる3大合併症として糖尿病性網膜症・腎症・神経障害が挙げられます。重篤になると壊疽《えそ》を起こしたり、糖尿病性昏睡を起こして死亡したりすることもあります。成人の3大死因である悪性腫瘍・心疾患・脳卒中にも結びつきやすいとされています。

中医学では「消渇《しょうかち》」に属し、古くから知られている病気で、「三多一少」、すなわち多飲・多食・多尿・消痩（体重減少）が現われるとされています。

三多一少のどの症状が中心かによって上消・中消・下消（「消」は衰えるの意）の区別があり、それぞれ密接に関わる臓腑は肺・脾・腎です。上消は、食積《しょくしゃく》つまり消化不良や燥熱で陰精が消耗し、多飲を特徴とし、中消は、過食などで胃熱が旺盛となり、さらに食欲が高まりますが、水穀の精微が身体を養えずに痩せてきます。下消は、性生活の乱れなどで腎精が消耗し、腎気が尿をコントロールできずに多尿となります。しかし、現代社会ではこの3者にはっきりと区分けできないいわば複合型も多く見られます。

病態は陰虚と燥熱が中心で、潤燥清熱・養陰生津が治療のポイントとなります。体内の状態をイメージでとらえていただくなら、熱が盛んになって水のコントロールができず、乾燥したり氾濫したり、養分もまんべんなく行き渡らないというところでしょうか。

まずは清熱、つまり熱を治めることに注目しましょう。近頃注目されているうってつけの食材があります。ベランダなどでもよく育ち、日除けにもなり、居酒屋や家庭料理のメニューでもおなじみの**苦瓜**（ゴーヤ）です。まずは簡単な養生茶から——。

〈苦瓜茶〉

材料：苦瓜…1本、とうもろこしのひげ…20グラム

作り方：苦瓜を縦に切って中のわたと種を取り除いて薄切りにし、水100ccを沸騰

させて材料を入れ、２分後に火を止める。

苦瓜の性は寒で清熱作用があり、豊富なビタミンＣは動脈硬化などを防ぎます。解毒作用もよく知られています。**とうもろこしのひげ**は漢方では玉米鬚《ぎょくべいしゅ》という名で、利尿作用が顕著なことで有名です。苦瓜はお好きな調味料をつけて別に召し上がってもいいでしょう。

日本人の好きな食材を使ったこんなものもあります。

〈苦瓜とたけのこの炒めもの〉

材料：苦瓜…１本、たけのこ…50グラム、豚薄切り肉…50グラム、にんにく…１かけ、しょうゆ・サラダ油…各大さじ１、砂糖・片栗粉…各小さじ１

作り方：

①苦瓜は縦に切って中のわたと種を取り除き、斜め薄切りにする。たけのこはゆでて細切りにする。豚肉は食べやすい大きさに切って片栗粉をまぶし、しょうゆに漬けておく。にんにくは薄切りにする。

②中華鍋を熱してサラダ油大さじ1を入れ、苦瓜を炒めてしんなりしたら取り出す。
③油を加えてしょうゆに漬けておいた豚肉を炒め、肉の色が変わったらたけのことにんにくを加えてさらに炒める。
④漬けじょうゆと砂糖を入れ、苦瓜を戻して仕上げる。

たけのこも寒性で清熱作用がある他、益気（気の力を高める）を図れる、むくみをとる、目を養う等、昔から糖尿病によく使われています。整腸作用もあり、苦瓜とともに低カロリーなので、肥満の軽減やダイエットにも効果的でしょう。

にんにくは胃を温め、脾胃の働きを高めます。

他の野菜類では、**ほうれん草**、**ごぼう**、**かぼちゃ**、**やまのいも**なども糖尿病に効果的です。

動物性食品はどうなの？という方には、外食するにしても家庭で食べるにしても手に入れやすく懐も痛まないいわしをお勧めします。

いわしは、サプリメントでおなじみのＤＨＡ（ドコサヘキサエン酸）やＥＰＡ（エイコサペンタエン酸）といった必須脂肪酸・不飽和脂肪酸を非常に多く含みますが、これらには血中コレステロールを減らして動脈硬化などを予防する働きがあります。また、カルシウムとその吸収を助けるビタミンDやその他のビタミン類も豊富に持っていて、その中には糖質の代謝を助けるビタミンQも含まれます。ただ、ビタミンCに欠けるので、前述の食材と合わせれば理想的でしょう。薬膳では、体の水分をコントロールする作用もよく知られています。

いわしのつみれ汁などはいかがでしょうか。だしを取れる上にそのまま食べられるしいたけを使えば、胃腸を養い益気の働きも持っています。カロリーオフですから、やはり太った人には最適でしょう。

魚系より肉系という方には**豚レバー**がお勧めです。中医学でいう養血作用があり、たとえば造血作用があるほうれん草と組み合わせてスープにしたり炒めものにしたりすれば、陰虚の改善にも役立ちます。色どりも大変よくなるでしょう。ここでもにんにくを加えれば風味がよくなります。

最後にひと言。生活習慣病としての糖尿病には食事療法と運動療法がたしかに効果的ですが、合併症が出ている方の過度の運動はあまりよくありません。病院などでよく相談して下さい。

高血圧

セロリ＋大豆

血圧降下に定評ある組み合わせ

健康診断の結果を見るといろいろな数字が並んでいます。最も先に目が行くもののひとつが血圧でしょう。

神経質な方は、正常域から５高いとか10下がったとかで一喜一憂されます。しかし、病院で血圧を測る際に医師や看護師の白衣を見ただけで数値が上昇する「白衣高血圧」という言葉がだいぶ知られるようになったように、血圧は精神状態や気候、運動、喫煙や飲酒などによって絶えず変化しています。そのため、リラックスした状態で測る方が本当の血圧を示すと考えられるようになり、病院が血圧計を貸し出して家庭で朝晩測定することが盛んに行なわれるようになりました。ちなみに、日本高血圧学会では、家庭血圧について１３５／85ｍｍＨｇ以上を高血圧としています。

もちろん、始終変わるんだから気にしなくていいのよなどと言うつもりはありません。ほっておけばもちろんさらに重篤な病気を引き起こします。

高血圧の大半は、はっきりした原因がわからずも遺伝の要因が多いと考えられる本態性高血圧です。それに対し、腎臓疾患など他の疾患が招くものは二次性高血圧と呼ばれます。本態性の場合、当初は血圧計の数値に現われる他にこれといった症状は一般に出ませんが、持続すると頭痛やめまいが現われ、心電図にも変化が生じ、やがては心臓や腎臓の諸症状（不整脈やむくみなど）、眼底出血や動脈硬化などが見られるようになります。

ところで皆さんは怒っている人に対して「あまり怒ると血圧が上がるよ」などと言って静めようとしたことはありませんか。中医学では怒りの感情は肝と密接な関係があるとし、怒りや抑うつなどで肝気が滞ると、肝気が陰（血）を損なうなどと考えます。一方、加齢は往々にして肝腎の陰陽のバランスを崩す要因となり、前者と併せて高血圧の中医学的なメカニズムの説明としてよく言及されます。

まずは手頃なスープのレシピからご紹介しましょう。

〈五色湯〉

材料：玉ねぎ…¼個、人参…¼本、セロリ…¼本、白きくらげ…1グラム、海苔…2枚、塩…少々、ごま油…少々

作り方：

①玉ねぎ、人参、セロリを薄く切る。

②白きくらげを洗ってから水８００ccに入れて30分おき、それから弱火で煮る。

③沸騰してから①をいれ、３分後に塩を入れる。

④スープ皿などにごま油をたらしておき、③を入れ、上に海苔をのせる。

セロリはよく高血圧対策に用いられます。肝・肺・脾・胃に入り、性は涼とされ、血液を浄化するので動脈硬化にも効果があり、利尿作用もあり便秘も解消します。

玉ねぎも血圧降下、浄血、利尿作用を備えていますが、こちらの性は温なのでセロリとバランスをとることになります。

セロリはサラダの材料にもうってつけですね。組み合わせるのにお勧めの食材は、**大**

豆、トマト、グリーンアスパラガス、きゅうりといったところでしょうか。

中国で五穀のひとつとして重んじられる大豆には、やはり血圧降下、利尿作用があり、含まれるサポニンは中性脂肪を減らし、イソフラボンは更年期障害や骨粗鬆症にも有効です。ですから、居酒屋で頼むつまみにまず枝豆というのは、男女を問わずＯＫと言えるでしょう。

トマトも体のよぶんな熱をとる清熱、血圧降下作用があります。トマトは水分を補充する働きがあり、利尿作用のあるセロリや大豆といいパートナーとなります。

グリーンアスパラガスも血圧降下作用が知られ、きゅうりものぼせやすい方にはうってつけです。

日本人の多くが好む食材を最後にもうひとつ。多忙なビジネスマンの中には、昼食はこれをかきこむという方も少なからずおいででしょう。そう、**そば**です。そばの性は涼で、清熱解毒の作用があります。そばに含まれるルチンは血管を丈夫にし、動脈硬化を予防することが知られています。ただ、水溶性なので、有効に利用するには**そば湯**をすすり、**そば茶**もお試しになることをお勧めします。また、食べ過ぎは抜け毛につながるのでちょっとご注意。

最後に、高血圧について中国の養生法でよく言われる生活上の注意を列挙したいと思います。

○起床時は急に体を起こさないで、いったんうつぶせになってからゆっくりと起きる。
○塩分は控えめにし、浸透圧の高い化学塩を避けて天然塩を使う。
○便秘しないように気をつけ、排便時には力まない。
○過度の性生活を避ける。
○大笑いや激しい怒りなど、感情が激さないように気をつける。

肥満

キャベツ＋もやし

新陳代謝を盛んにしてカロリーを燃やす

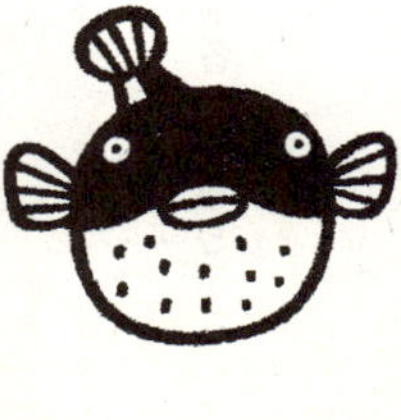

ダイエットはテレビや本、雑誌に必須のテーマでしょう。健康診断でもメタボリック・シンドロームの判定がなされ、老若男女を問わず肥満は人生の大問題になってしまった観があります。

肥満は端的に言えば、消費するエネルギーよりも摂取するエネルギーが多く、脂肪が過剰に蓄積された状態です。同じ「太った」状態でも水分をうまくさばけない水太り、むくみについては別項で取り上げました。

脂肪が動脈壁に付着すると動脈硬化、ひいては冠動脈疾患や高血圧を招き、肝臓にたまれば脂肪肝となり、糖尿病、不妊症などのさまざまな疾患を引き起こしたり悪化させたりします。内臓脂肪の蓄積、高血圧、糖尿病、高脂血症の4つがそろうと、狭心症や心筋梗塞による突然死を招く確率が高いとしてよく「死の4重奏」などと言われました。

中医学ではおおむね次のように考えます。食べすぎで水穀の精微を過剰に摂る、あるいは水穀の精微を運ぶ脾、水の代謝をつかさどる腎を中心とする五臓の機能低下、さらには運動不足によって、病理産物である痰湿がたまって肥満の状態となります。また、体質（遺伝）上、胃熱が盛んな人はどうしても摂食過剰になりがちです。

食による肥満対策を考えるに、若い人と中高年は分けて考えた方がいいと思います。同じエネルギーを摂取しても、中高年は代謝が悪く若い人が処理できるエネルギーを消費しきれません。一般に運動量も減りますからその傾向を助長します。また、中高年は皮膚や筋肉の張りも衰えているので、あまり焦ってやせると肌もたるみ、美容上もよろしくありません。一方、若い人（とくに女性）は、摂取するエネルギーを抑えようとするあまり貧血になることもありますからご注意下さい。

それでは、若者向け、中高年向けの薬膳をそれぞれご紹介します。前者の中心となる食材は**キャベツ**、後者は**緑豆もやし**です。

〈キャベツとにらのピリ辛〉

材料：キャベツ…¼個、にら…½束、豚薄切り肉…50グラム、赤唐辛子…1本、酢…大さじ1、ごま油…少々、塩…少々

作り方：

①キャベツは食べやすい大きさにちぎり、湯通しする。にらは4～5センチに切り、湯通しして水気を切る。

②豚肉は適当な大きさに切り、塩少々を加えた湯でゆでる。

③赤唐辛子は種を除き、輪切りにして、酢、ごま油と一緒にしてタレにする。

④①と②を混ぜ合わせ、タレをかける。

食物繊維を豊富に含み、整腸作用のあるキャベツは、発がん物質の生成を抑える働きをすることでも知られ、薬膳の観点からは補気、安胃（消化を促し胃腸を丈夫にする）、さらには臓腑全体の調節を行なう効果が評価されています。胃腸の粘膜を守る成分は水溶性で熱に弱いので、キャベツの調理は手早く、が原則です。

にらも食物繊維が豊富で健胃作用があり、肝・腎・心に入り、キャベツと併せて臓腑

全体の働きを高めます。「起陽菜」（陽気を盛んにする野菜）の別称もあり、回春効果も期待できます。にらの独特のにおいに含まれる成分は、**ねぎ**、**にんにく**にもあるアリシンで、ビタミンB_1の吸収を促し、抗酸化作用もあるとされています。**豚肉**の豊富なビタミンの吸収を助けます。

唐辛子は人気が続いている香辛料ですね。ふうふう言いながら激辛料理に挑戦している若者をよく見かけます。とくに辛味のもとの成分であるカプサイシンは、新陳代謝を促進し、脂肪の燃焼を助けます。

このレシピはサラダふうですが、多少料理をする方はすぐに気がつくでしょう。この食材だったら炒め物もいいんじゃない？——その通りです。キャベツを油で炒めると血管を丈夫にするビタミンKがうまく溶け出します。

炒め物には**いか**を加えてもいいでしょう。血中コレステロールの増加を防ぐタウリンが含まれ、キャベツやにらに足りないたんぱく質を補って栄養不足を解消することにもなります。ふだん外食する方も、注文する際には味ばかりでなくどんな食材が使われているか探ってみて下さい。

さて、次は中高年向けレシピです。

〈緑豆もやしと玉ねぎの炒め物〉

材料：緑豆もやし…½袋、玉ねぎ…½個、花椒…約10粒、ピーナツ油…大さじ1、酢…小さじ2、塩…小さじ1、ごま油…少々

作り方：

①緑豆もやしは水洗いして水気を切る。玉ねぎは薄く輪切りにする。
②中華鍋を熱してピーナツ油と花椒を入れ、花椒を焦げる前に取り出す。
③もやしと酢を入れて炒め、玉ねぎを加えてさらに手早く炒める。
④塩を振って火を止め、ごま油をかける。

もやしは豆類や麦類の種子を発芽させたもので、食材としてよく使われるのは緑豆もやしと大豆もやしでしょう。緑豆もやしは低カロリーながら、「菜中の佳品」と呼ばれ、利尿効果も高くダイエットにうってつけです。ちなみに、大豆もやしはホルモンの分泌を促し、男性の精子を作る助けになります。また、黒豆のもやしは、腎に入り、やはり利尿、活血の効能があり、脚気などにも用いられます。

また、**玉ねぎ**は中高年の健康美容食材です。にら同様アリシンを含み、発汗作用もあり皮膚の新陳代謝を促進し、皮膚のたるみを防ぎます。さらに、胃腸の冷えを防いで消化も助けます。炒めすぎるとアリシンが化学変化し、ビタミンCなどが失われるので、こちらも手早い調理が必要でしょう。

山椒の兄弟分の**花椒**は、昔から回虫駆除などに用いられ、胃腸を温める働きもすぐれています。

この炒め物は、前のレシピとは逆にサラダなどに応用可能です。炒めるにしてもサラダ仕立てにしても、**こんにゃく**を使うと効果は高まります。ほとんどが水分で、水溶性の食物繊維を豊富に含み、コレステロールを吸着して排出します。ダイエット食品としてはすでにおなじみですね。

最後にもうひとつ食品をご紹介します。わかめなどの海藻の根元の部分である**めかぶ**です。日本では、顆粒状でお湯を注げばすぐ飲める昆布茶がロングセラーになっていて料理にも使われるようですが、最近、めかぶを乾燥させて塩味などを加え、お湯を注いで飲む**めかぶ茶**を見つけました。こちらの方がお勧めです。めかぶは水分の停滞を解消し、痰湿がたまるのを防ぐ効果があります。もちろんスープなどにも広く使えます。

COLUMN 3 食養生訓

江戸時代の儒学者、貝原益軒が著した『養生訓』が今でも日本で読まれているように、中国でも古人の書き残した数多の至言から編んだ養生指南の書が毎年のように出版されています。その中から食養生に関する言葉をいくつか並べてみます。

○食療薬療、益寿延年。

食養生と薬による療法を合わせれば長寿をもたらす。

○病従口入、病従口調。

病は口から入る。飲食を調えることによって病を治療する。

○飲食不可過多、不可太速。

飲食は多すぎてはいけない、早食いはいけない。

○**素食少食、三五調配。**

食事はなるべく肉や魚を避けて少食にすべきである。1日3食を5食にして（一度に食べる量を減らし）脾胃を調節する。

○**五味淡薄、令人神爽気清少病。酸多傷脾、鹹多傷心、苦多傷肺、甘多傷腎、辛多傷肝。**

味を淡白にすれば、人の精神をすがすがしく、気を清らかに、病を少なくする。酸味が過ぎれば脾を傷つけ、塩辛味が過ぎれば心を傷つけ、苦味が過ぎれば肺を傷つけ、甘味が過ぎれば腎を傷つけ、辛味が過ぎれば肝を傷つける。

○**当食勿嗔怒、怒上亦勿食、食則心成痞。当食勿悲愁、神志多乱、自傷其心。**

食事に当たって腹を立てるなかれ、腹を立てて食事をするなかれ。胸がつかえて病となる。食事に当たって悲しみ憂うなかれ。精神が乱れ、心を傷つける。

○**切忌空心茶、飯後酒、黄昏飯。**

空腹の状態で茶を喫したり、食事の後で酒を飲んだり、夜遅く食事をしたりしてはいけない。

○**飯後徐徐行走数十歩、以手摩面、摩脇、摩腹。仰面呵気四五口、能去飲食之毒。**

食事の後はゆっくりと数十歩歩み、手で顔、脇、腹をマッサージするとよい。仰向いてはあと大きく4、5回呼吸をすれば、飲食の毒を消すことができる。

どれももっともなことではありますが、用いる食材や調理法に加え、食事の回数や時間、量、さらには心持ちや食後の運動に至るまで、食養生の大事な一側面として言い伝えられてきたものでしょう。

えび	×	ほうれん草	シュウ酸による結石を生じやすい
たら	×	腸詰	肝を損なう
鯉	○	落花生	栄養分を吸収しやすい
	×	漬物	消化器系のがんになりやすい
	○	米酢	湿の停滞を防ぐ
	×	みそ	上火、口内炎になりやすい
鮒	○	きくらげ	アンチエイジング
	○	落花生	鮒の栄養分を吸収しやすい
	×	からし菜	むくみ
なまず	○	豆腐	栄養分を吸収しやすい
すっぽん	×	干し柿	消化不良を起こしやすい
	×	鶏肉	腫れ物、吹き出物を生じやすい
はまぐり	○	豆腐	気血を補う、 皮膚のきめを細かくする
	×	セロリ	下痢
	×	みかん	痰を生じやすい

海藻

のり	×	柿	カルシウムの吸収を妨げる
	○	鶏卵	ビタミンB_{12}とカルシウムを補う
こんぶ	○	豆腐	人体のヨウ素の平衡を保つ
	○	レタス	鉄分を補う
	○	ごま	美容、アンチエイジング

＊楊秀峰宮廷気功養生院（宮廷気功・推拿・薬膳等の講座を開設）
所在地　〒160-0004　東京都新宿区四谷 1-3 マンダリンビル 4F
電話　03-5919-0383
URL　http://homepage1.nifty.com/xiufeng/

肉類・卵

豚肉	○	いんげんまめ	豚肉のビタミン B_{12} の吸収を助ける
	○	カリフラワー	豚肉のたんぱく質吸収を良くする
	×	すっぽん	胃腸の不調を引き起こしやすい
	×	茶	便秘になりやすい
牛肉	○	じゃがいも	胃の粘膜を保護する
	○	かぼちゃ	胃を強める、気を補う
	○	生姜	寒気を払い腹痛を治す
鶏肉	○	えんどう	たんぱく質の吸収を促す
	○	あぶらな	滋陰補気、ダイエット
	×	にんにく	効能が相反する
	○	たけのこ	胃を温め気を補う
羊肉	×	豆乳	効能が相反し、一緒に食するに適さない
	×	かぼちゃ	胸悶腹脹、胃腸の不調を招く
	○	生姜	腰背部の冷痛を改善する
	×	茶	便秘になりやすい
	×	酢	性味が合わず、一緒に食するに適さない
うずら	×	豚肉	顔にしみが生じやすい
	×	きのこ類	顔にしみが生じやすい
鶏卵	○	大豆	コレステロール値を下げる
	○	豆腐	カルシウムの吸収を促す
	×	柿	下痢、結石を生じやすい
うずら卵	×	豚レバー	顔にしみを生じやすい
	×	きのこ類	顔にしみを生じやすい

魚介類

えび	○	燕麦	心を保護する、解毒
	×	たけのこ	シュウ酸による結石を生じやすい

梨	○	はちみつ	咳止め
桃	○	牛肉	皮膚を健康にする
	×	すっぽん	心痛
みかん	○	とうもろこし	ビタミン吸収を促す
	×	だいこん	甲状腺腫を招く可能性がある
	×	牛乳	たんぱく質の消化吸収に影響を与える
バナナ	○	燕麦	睡眠を改善する
	○	じゃがいも	結腸がんを予防する
	×	さといも	腹脹
	○	牛乳	ビタミン B_{12} の吸収を促す
いちご	○	牛乳	ビタミン B_{12} の吸収を促す
すいか	×	えび	めまい、吐き気、おう吐、腹痛、下痢を招く可能性がある

種子類

落花生	○	にんにく	脳の働きを高める
	○	枝豆	記憶力を強める
	○	ビール	記憶力を強める
	○	赤ワイン	心臓の機能を高める
落花生の薄皮	○	紅棗	補血
はすの実	○	豚レバー	気血を補う
杏仁	×	栗	胃痛
	×	豚肉	腹痛
	○	豚の肺	潤肺
栗	○	白菜	目のくまを除く
	×	牛肉	消化しにくい
	○	鶏肉	補血養身
	×	羊肉	消化しにくい、おう吐

だいこん	×	高麗人参	効能を相殺する、 滋補作用に影響する
玉ねぎ	○	にんにく	抗がん
	○	鶏卵	ビタミンの吸収を促す
	×	はちみつ	目を害する
かぼちゃ	○	あずき、紅棗	脾を調え気を補う、解毒止痛
	○	牛肉	脾を調え気を補う、解毒止痛
	○	はすの実	通便、排毒、ダイエット
	○	豚肉	糖尿病を予防する
	×	羊肉	黄疸、脚気になりやすい
大豆もやし	○	牛肉	かぜ、暑気あたりを防ぐ
緑豆もやし	○	豚の胃袋	コレステロールの吸収を防ぐ
れんこん	○	豚肉	胃を強める
	○	たうなぎ	滋陰血、脾胃を強める
たけのこ	×	豆腐	結石を作りやすい
	×	黒砂糖	有害物質を生成する
百合根	○	鶏卵	滋陰潤燥、精神を安定させる
しいたけ	×	うずら肉、 うずら卵	顔にしみを生じやすい
	×	豆腐	結石を作りやすい
きくらげ	○	紅棗	補血
	×	たにし	胃腸を損ねる

果物など

りんご	○	白きくらげ	潤肺止咳
	○	緑茶	がん予防、アンチエイジング
	×	海産物	腹痛、吐き気、おう吐を招く 可能性がある
梨	○	冬瓜子	咽喉を潤す、補充津液
	○	氷砂糖	咽喉を潤す、補充津液
	×	かに	胃腸を損なう

ピーマン	○	穀類	ビタミンCの酸化を防ぐ
	○	豚レバー	補血
	○	鶏卵	ビタミンの吸収を促す
きゅうり	×	ほうれん草、カリフラワー、トマト、チンゲン菜	ビタミンCを壊す
	○	はちみつ	潤腸通便
苦瓜	○	玉ねぎ	免疫力を上げる
	○	なす	清心明目、気を補う、アンチエイジング
	○	ピーマン	アンチエイジング
	○	豚レバー	清熱解毒、補肝明目
へちま	○	菊花	清熱消暑、去火解毒
	○	枝豆	熱を治め痰を除く、便秘を防ぐ、口臭の改善
	○	鶏卵	潤肺、腎を強める、美肌
	○	干しえび	潤肺、腎を強める、美肌
冬瓜	○	鶏肉	清熱利尿、消腫
	○	ハム	小便の出を調整する
	○	すっぽん	肌を潤し丈夫にする、明目、ダイエット
人参	○	きゃべつ	がん細胞の発生を抑制する
	○	豚レバー	健胃補脾
	○	豚の心臓(ハツ)	神経衰弱を緩解する
	○	油	人参の栄養素の吸収を促す
だいこん	○	豆腐	豆腐の栄養の吸収を助ける
	×	みかん類	甲状腺肥大を引き起こす可能性がある
	○	のり	肺熱を治め、せきを鎮める

レタス	○	豆腐	ダイエット
	○	にんにくの芽	高血圧を予防する
	○	鶏卵	滋陰潤燥、清熱解毒
	○	こんぶなど海産物	鉄分の吸収を促す
セロリ	○	くるみ	髪に潤いを与える、明目、養血
	○	牛肉	ダイエット
	×	牡蠣	亜鉛の吸収を妨げる
	×	酢	歯を弱める
アスパラガス	○	百合根	がんの予防
	○	冬瓜	がんの予防
	○	豚肉	ビタミン B_{12} の吸収を助ける
あぶらな、なずな	○	豆腐	清熱解毒
	○	ピーマン	補血
	○	しいたけ	がんの予防
	○	鶏の手羽	肝臓を強化する、美肌
	○	むきえび	消腫散血、清熱解毒
からしな	○	豚レバー	カルシウムの吸収を助ける
春菊	○	肉類	ビタミンAの吸収を助ける
	○	鶏卵	ビタミンAの吸収を助ける
じゅんさい	○	はとむぎ	清熱消腫、解毒抗がん
	○	あずき	清熱消腫、解毒抗がん
	○	鯉	清熱消腫、解毒抗がん
	○	鮒	気を補い胃腸を養う
空心菜	×	牛乳・チーズ・ヨーグルト	カルシウムの吸収に影響する
なす	○	豚肉	コレステロールの生成を防ぐ
	○	鶏卵	コレステロールの吸収を防ぐ
	○	うなぎ	コレステロールの吸収を防ぐ
	×	かに	胃腸を損なう

豆腐	×	はちみつ	下痢、聴力を損なう
湯葉	○	豚レバー	ビタミン B_{12} の吸収を促す
緑豆	○	燕麦	血糖値をコントロールする
えんどう	○	きのこ類	油っこさが原因の食欲不振を解消する
	○	黒砂糖	脾を強める、通乳、利水、気を補う

野菜

白菜	○	豚肉	便通を良くする
	○	鯉	妊娠によるむくみを改善する
	○	むきえび	歯茎の出血を防ぐ、解熱除燥
	○	こんぶなど海藻	ヨード不足を予防する
	○	とうがらし	胃腸の蠕動運動を促し、消化を助ける
ほうれん草	○	ピーマン	目を保護する
	×	豆腐	カルシウムの吸収に影響し、腎結石を作りやすい
	○	落花生	ビタミンの吸収を助ける
	○	豚レバー	貧血を予防する
	○	鶏卵	卵のビタミン B_{12} の吸収を助ける
	×	チーズ	カルシウムの吸収に影響する
	×	殻付きの小えび	カルシウムの吸収に影響する
	○	こんぶ	結石を予防する
	○	ごま油	便通を良くする
にら	×	ほうれん草	下痢を起こしやすい
	○	鶏卵	腎を強める、気の巡りを良くする、止痛
	×	はちみつ	下痢を起こしやすい
カリフラワー	○	牛肉	ビタミン B_{12} の吸収を助ける

中国伝統 良い・悪い「食べ合わせ」一覧表

食養生の点から有用な食材（左列）に様々な食材を組み合わせた場合の効果を記しました。相乗効果が望める場合は○印、悪影響が出る可能性がある場合は×印を付けてあります。　　（楊秀峰作成）

穀類

うるち米	○	人参	胃腸の機能を改善する
もち米	○	あずき	脾虚を改善し、下痢、むくみを治す
	○	紅棗	脾胃を温め寒気を払う
あわ	×	杏仁	おう吐、下痢を招きやすい
	○	鶏卵	たんぱく質の吸収を促す
	○	黒砂糖	気血を補う
小麦	○	えんどう	結腸がんを防ぐ
とうもろこし	○	小麦	たんぱく質の吸収を促す
	○	大豆	たんぱく質の吸収を促す
	○	松の実	がんを防ぐ
	○	鶏卵	コレステロールの増加を防ぐ

いも類

じゃがいも	○	さやいんげん	胃腸炎、下痢を防ぐ
	×	トマト	食欲不振、消化不良を招きやすい
	×	バナナ	顔にしみが出やすい
	○	牛肉	胃の粘膜を保護する
	○	酢	有毒物質を分解する

豆類

大豆	×	ヨーグルト	カルシウムの消化吸収に影響する
豆腐	○	だいこん	消化を助ける
	○	魚類	カルシウムの吸収を助ける

本書の無断複写は著作権法上での例外を除き禁じられています。
また、私的使用以外のいかなる電子的複製行為も一切認められておりません。

文春文庫

中国《ちゆうごく》秘《ひ》伝《でん》 よく効《き》く「食《た》べ合《あ》わせ」の極意《ごくい》

定価はカバーに表示してあります

2012年6月10日　第1刷

著者　楊《よう》 秀《しゆう》 峰《ほう》
発行者　羽鳥好之
発行所　株式会社 文藝春秋

東京都千代田区紀尾井町 3-23　〒102-8008
TEL 03・3265・1211
文藝春秋ホームページ　http://www.bunshun.co.jp

落丁、乱丁本は、お手数ですが小社製作部宛お送り下さい。送料小社負担でお取替致します。

印刷製本・凸版印刷

Printed in Japan
ISBN978-4-16-780198-4